JESSICA MENTRUP

Powerpilates

- Flacher Bauch, schöne Beine, knackiger Po
- Übungsprogramme für Anfänger, Fortgeschrittene und Könner

TRIAS

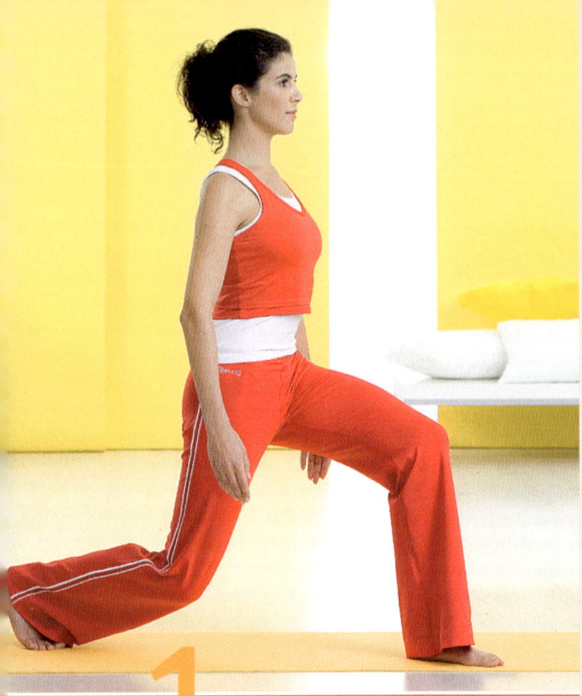

1

2

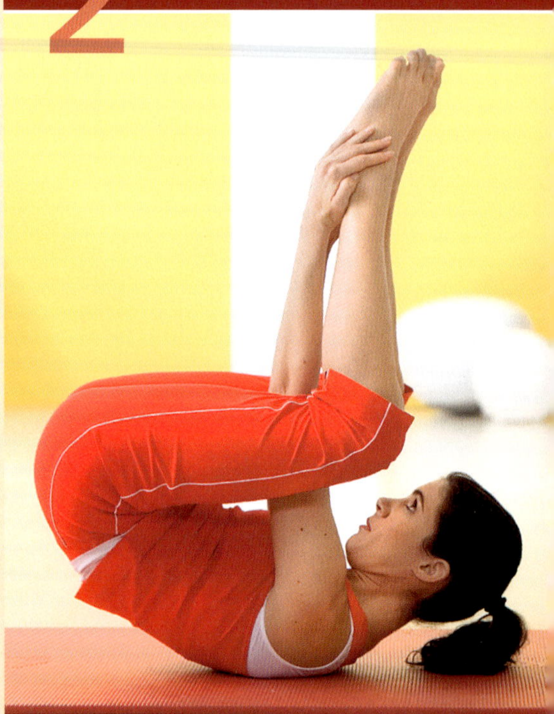

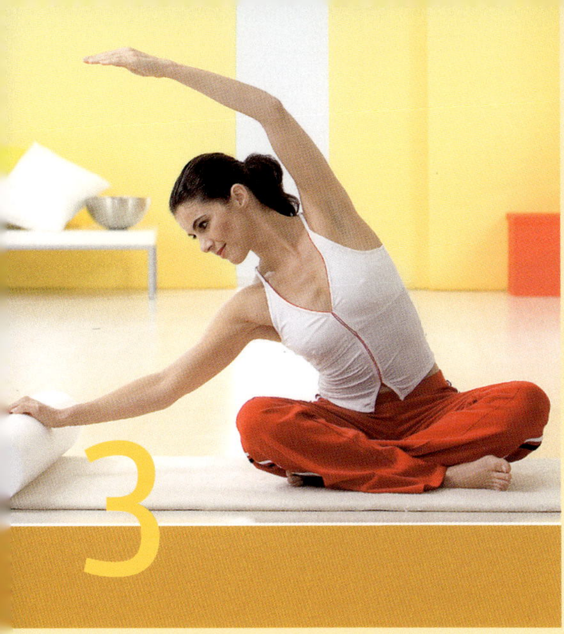

Vorwort

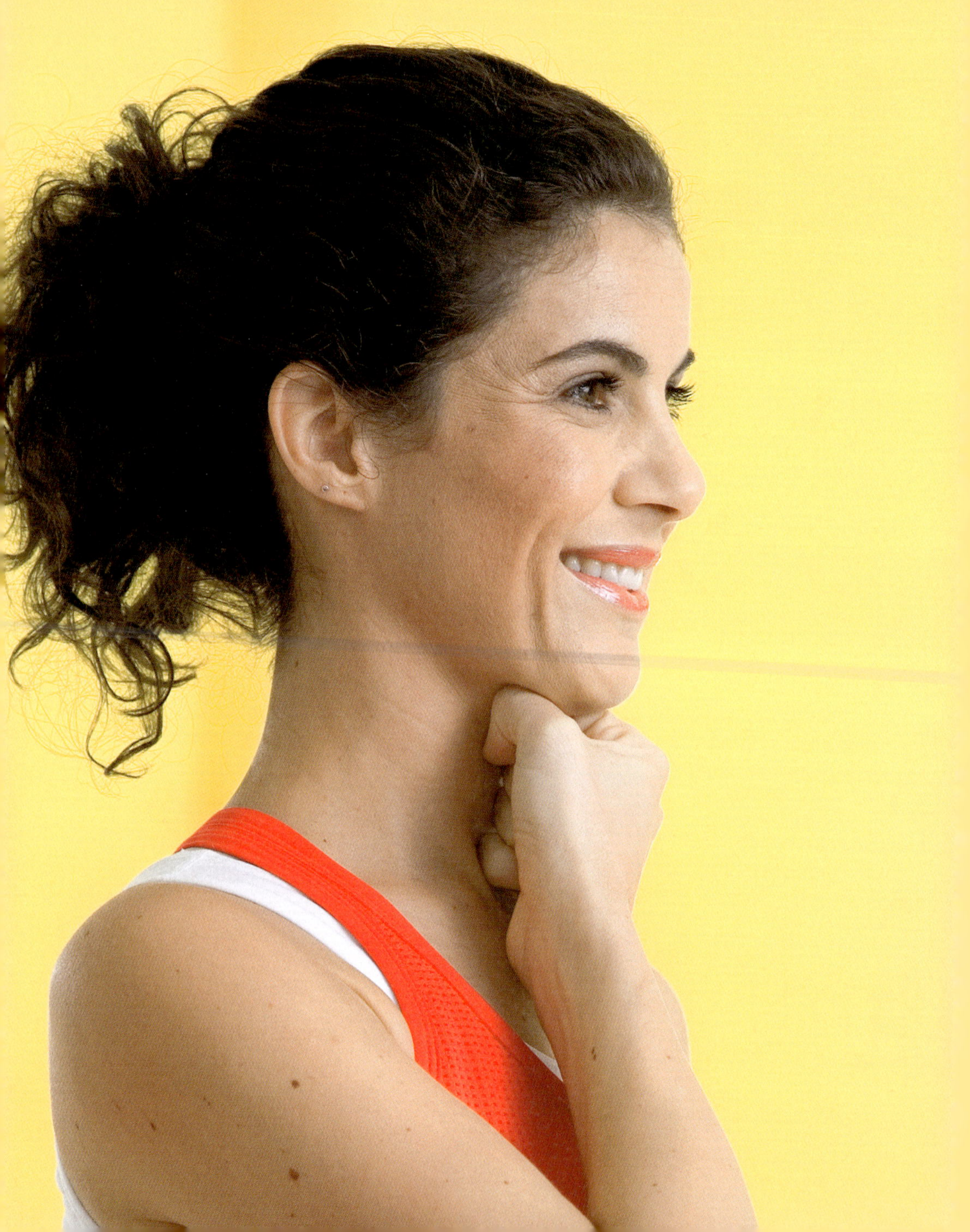

In diesem Buch stelle ich Ihnen mein **Powerpilates-Programm** mit den besten Übungen für **Bauch, Beine und Po** vor. Bei konsequenter Anwendung werden Sie sich schon nach ein paar Wochen wie **neugeboren** und in **Bestform** fühlen. Nebenwirkungen? Grazile Haltung, schlanke, wohlgeformte Beine, ein flacher Bauch, ein knackiger Po ... und Sie?! Sie sind der stolze Besitzer eines sehr **beweglichen und gesunden Körpers.** Ich freue mich, Sie auf dem Weg zu Ihrer persönlichen **Traumfigur** begleiten zu dürfen, und wünsche Ihnen viel Erfolg.

Herzlichst Ihre Jessica Mentrup

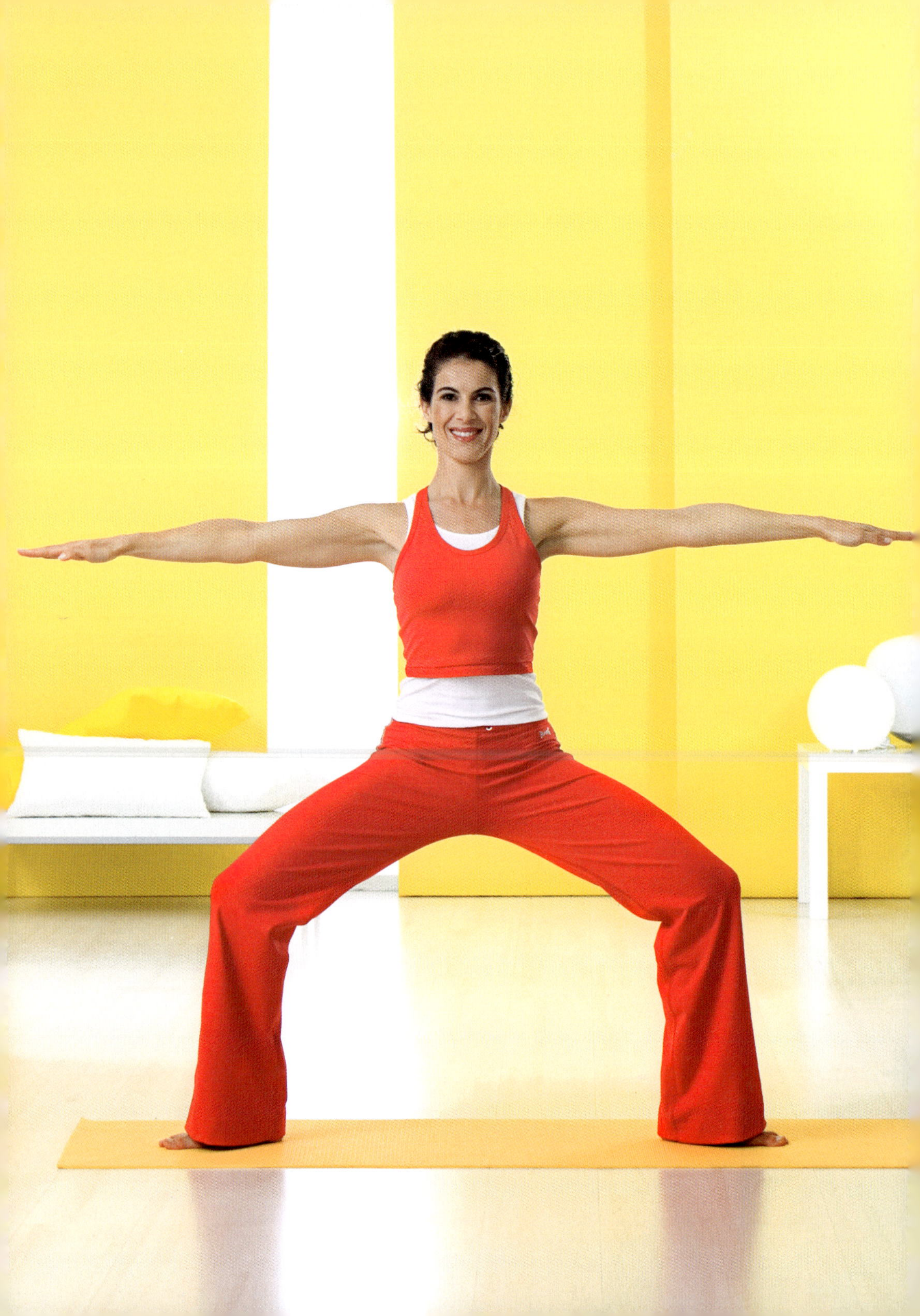

1 Powerpilates für Bauch, Beine und Po

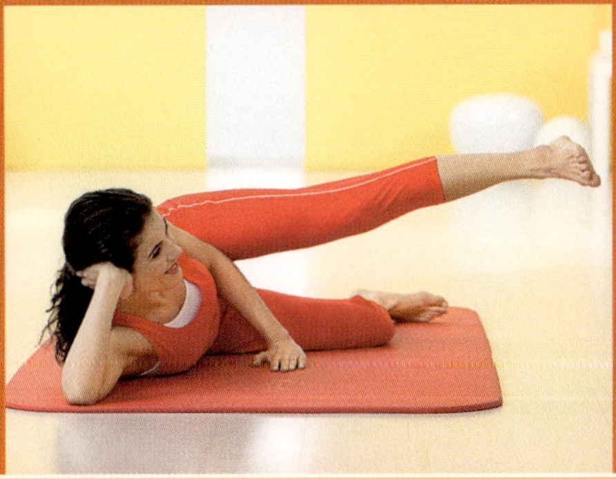

Mein Intensivprogramm eignet sich für jeden Körpertyp. Die Übungen dehnen und kräftigen gleichzeitig: Sie formen schlanke Beine, einen knackigen Po und einen flachen Bauch. Dabei ist das Training sanft zu Gelenken und Bindegewebe.

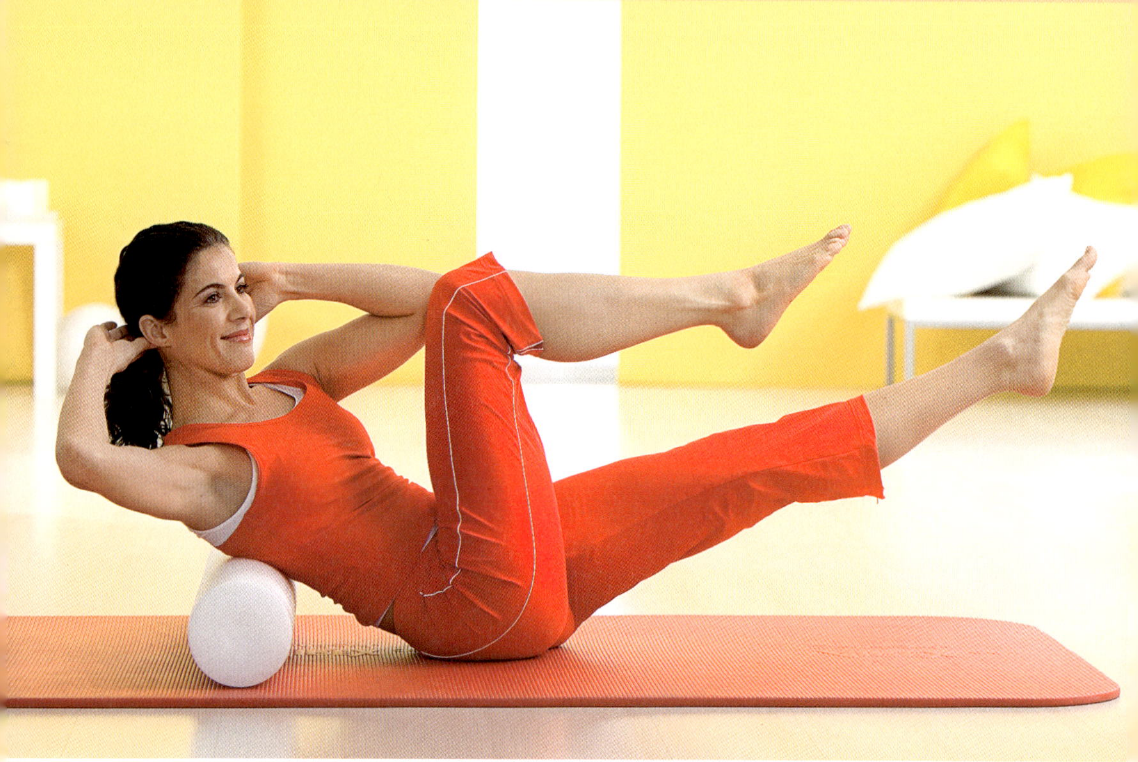

Schöne Muskeln

Vor allem Frauen befürchten, durch sportliches Training Muskelberge anzuhäufen. Diese Sorge ist berechtigt, wenn es sich um eine Form von Training handelt, bei der vornehmlich kurze, massige Muskeln aufgebaut werden. Man wirkt dann nicht nur leicht »klobig«, sondern dies ist auch der Typ von Muskel, der am anfälligsten für Verletzungen ist: Ein unelastischer Muskel verhält sich ähnlich einem porösen Gummiband, welches früher oder später einer Zerreißprobe nicht standhalten wird.

Im Folgenden ist das Ziel dagegen die muskuläre Balance und Elastizität von Bauch, Beinen und Po! Die Muskeln werden in der richtigen Reihenfolge aktiviert; Knochen, Gelenke, Sehnen und Bänder werden optimal belastet. Das drückt sich auch in fließenden Bewegungsabläufen, einer schönen Körperhaltung und einer knackigen Figur aus.

Mein Powerpilates-Programm

Damit in diesem Buch jeder unabhängig vom Fitness-Level auf seine Kosten kommt, habe ich drei unterschiedliche Übungsprogramme (A bis C) für Einsteiger, leicht Fortgeschrittene und Könner für Sie zusammengestellt. Jedes Programm wird mit einem Aufwärmteil eröffnet und mit einem Dehn- und Entspannungsteil abgeschlossen.
Ich empfehle Ihnen, die vorgeschlagene Reihenfolge innerhalb des jeweiligen Trainingsprogramms einzuhalten. Die Übungen bauen aufeinander auf und sind so konzipiert, dass sie in ihrer Gesamtheit eine in sich stimmige Trainingseinheit ergeben.
Da Ihr Körper seinem persönlichen Bauplan folgt und nicht jeden Tag in Bestform ist, sollten Sie Ihren individuellen Schwierigkeitsgrad selbstverständlich selbst wählen. Mithilfe der angeführten Variationen lassen sich die jeweiligen Übungen vereinfachen oder intensivieren.
Das Training eignet sich hervorragend für Ihr persönliches Sportprogramm zu Hause; wahlweise können Sie es auch im Fitness-Club oder mit Ihrem Personal Trainer durchführen. Es lässt sich darüber hinaus bei leichten Verletzungen, wie z.B. einem verstauchten Knöchel, oder auszugsweise als Ergänzung in der Rehabilitation einsetzen.

Tipp **TIPP** Tipp

Immer mit der Ruhe

Die Übungen werden immer langsam, geführt und konzentriert ausgeübt – das ist oberstes Gebot! Mit reißenden, zerrenden oder erzwungenen Bewegungen sind Sie auf dem falschen Dampfer.

Das Aufwärmen

Beim Pilates fügt sich das Warm-up in der Regel fließend in die gesamte Übungseinheit ein. Mithilfe der Übungen 1 bis 10 aus dem Basisprogramm A können Sie sich aufwärmen. Dauer: ca. 10 Minuten. Bitte greifen Sie unabhängig vom Level jedes Mal auf diese Übungsauswahl zurück, um Ihren Körper optimal auf das Training vorzubereiten.
Alternativ können Sie sich auch auf einem Fahrrad-Ergometer, beim Joggen, Walken oder Ähnlichem gesondert aufwärmen.

So trainieren Sie richtig

Überforderung wird Sie genauso in die Sackgasse führen wie Unterforderung. Gerade am Anfang, wenn man etwas Neues für sich entdeckt hat, ist die Verlockung groß, »zu viel des Guten« zu tun. Beschwerden lassen dann nicht lange auf sich warten. Ihr Spaßfaktor wird folglich gleich Null sein, und Ihre Motivation wird im Keim erstickt.

Sinnvoll ist es, 3-mal pro Woche für 30 bis 60 Minuten zu trainieren. Anfänger sollten mit 10 Minuten pro Tag starten und sich langsam steigern. Treffen Sie realistische Verabredungen mit sich selbst, die Sie dann aber auf jeden Fall einhalten. Sie sind doch nicht unzuverlässig, oder? Selbst 1-mal pro Woche ist ein lobenswerter Einstieg. Bitte trainieren Sie nicht mit leerem Magen, lassen Sie aber auch ein paar Stunden nach einer Hauptmahlzeit vergehen, bevor Sie mit den Übungen loslegen.

Wann kommen die Erfolge?

Bei konsequenter und richtiger Durchführung zeigen sich die ersten Ergebnisse nach vier bis sechs Wochen. Besonders Anfänger werden relativ schnell Erfolge spüren: Der Bauch wird sichtlich flacher, der Po knackiger, und die Schenkel werden dünner und straffer!

Möchten Sie zudem Ihren Speckgürtel loswerden, sprich abnehmen, ist Pilates allein allerdings nicht ausreichend! Hier werden Sie um das Ausdauertraining nicht herumkommen. Im Klartext heißt dies: Wenn Sie zusätzlich zum Pilates-Training 1- bis 2-mal die Woche Rad fahren, walken, joggen, Tennis spielen, tanzen oder einen ausdauerbetonten Fitness-Kurs besuchen, werden die Pfunde schmelzen. Wenn das nicht motivierend ist …

Was brauchen Sie für die Übungen?

- Gut gepolsterte Matte
- Schaumstoffrolle (Pilates-Rolle)
- Gummiband
- Trainingsband
- Eventuell Musik, die Ihnen gefällt

Die Zusatzgeräte können Sie im Fachhandel erwerben. Achten Sie bei der Rolle darauf, dass sie aus Hartschaum besteht und nicht zum Aufpumpen gedacht ist! Sie sollte etwa 90 cm lang sein. Das Gummiband ist in verschiedenen Zugstärken erhältlich: Sie sollten einen leichten bis mittelschweren Widerstand wählen.
Auch Ihre Füße und Fußgelenke werden aktiv und brauchen Bewegungsfreiheit. Es empfiehlt sich daher, barfuß oder in Strümpfen zu trainieren.

Der Gebrauch der Zusatzgeräte

Für die Übungen habe ich zwei Zusatzgeräte ausgewählt: die Pilates-Rolle und das Gummiband. Diese Kleingeräte können Ihre Übung erleichtern oder erschweren. Daher bieten Sie ein breites Spektrum an Variationsmöglichkeiten. Ich stelle Ihnen beide Utensilien kurz vor:

Die Pilates-Rolle

In meinem Programm können Sie die Rolle entweder quer, längs oder hochkant (aufgestellt) benutzen. Bei einigen Übungen legen Sie Ihren Rumpf der Länge nach auf die Rolle. Achten Sie darauf, vom Kopf bis hin zum Gesäß ganz auf der Rolle zu liegen. Zu Anfang hat man das Gefühl, auf hoher See zu schippern. Die ganze Angelegenheit fühlt sich ganz schön wackelig an. Keine Sorge, das vergeht schnell!
Es gibt auch Übungen, bei denen Sie Ihr Kreuzbein auf die Rolle legen. Falls Sie sich fragen, wo dieses ist – das Kreuzbein befindet sich im vorletzten Segment unserer Wirbelsäule, also oberhalb unseres Steißbeins. Es liegt etwa im Bereich zwischen Lendenwirbelsäule und Po. Dort können Sie eine dreiecksförmige feste Knochenstruktur mit den Fingern ertasten. Das ist Ihr Kreuzbein. Genau da legen Sie sich drauf!

Tipp **TIPP** Tipp

Das bringt die Rolle!

Mithilfe der Rolle als Zusatzgerät wird Ihr Muskelkorsett rund um die Wirbelsäule auf die Probe gestellt. Es muss sofort und andauernd aktiv eingreifen, um das Gleichgewicht zu behalten. So werden Sie sehr schnell enorme Fortschritte machen – und haben ganz nebenbei auch noch Spaß!

Das Gummiband

Achten Sie beim Training mit dem Gummiband darauf, es schön fest zu halten. Am besten umschließen Sie es ganz mit Ihrer Faust – sonst entgleitet es und fliegt Ihnen um die Ohren.
Vergessen Sie nicht, Ihre Handgelenke zu fixieren und sie nicht abzuknicken.

Sport ist nur so gesund, wie er betrieben wird

Nur keinen falschen Ehrgeiz, bitte!

Wählen Sie Ihre Schwierigkeitsstufe A bis C gewissenhaft aus. Bleiben Sie wirklich so lange in Ihrem Level, bis Sie die Übungen wie selbstverständlich ausführen können.
Bei Unsicherheiten, Verletzungen im Hals-Nacken-Bereich, am Rücken oder in den Kniegelenken entscheiden Sie sich bitte für die leichteren Variationen oder verzichten auf die eine oder andere Übung.

Alkohol & Medikamente

Durch Alkoholgenuss oder die Einnahme von Schmerzmitteln arbeiten unsere körpereigenen Warnsignale nur gedämpft, und wir bemerken vielleicht nicht, wenn wir unsere eigenen Grenzen überschreiten. Verzichten Sie daher auf Alkohol und Schmerzmittel unmittelbar vor dem Training.

Unwohlsein & Krankheit

Kein Training, wenn Sie stark erkältet sind oder Schmerzen haben, wie beispielsweise Menstruationsbeschwerden. Diese können durch die Aktivierung der tiefen Bauchmuskulatur verstärkt werden. Grundsätzlich ist das Training sofort abzubrechen, wenn Schmerzen oder Unwohlsein auftreten.

(Erhebliches) Über-/Untergewicht

Sollte dies bei Ihnen gegeben sein, konsultieren Sie bitte einen Arzt, bevor Sie mit dem Training beginnen.

Training nach Verletzungen/Operationen

Ihre medizinische Heilbehandlung sollte abgeschlossen und Ihr Körper frei von Entzündungen und Beschwerden sein. Bei Unsicherheiten wenden Sie sich bitte an Ihren behandelnden Arzt oder Therapeuten.

Trainieren nach langen Pausen/im Alter

Wenn Sie lange pausiert haben bzw. das Training nach dem 40. Lebensjahr wieder aufnehmen möchten, sollten Sie sich vorher einer eingehenden sportärztlichen Untersuchung unterziehen.

Schwangerschaft und Sport

Wenn Sie schwanger sind, sollten Sie nicht mit Powerpilates beginnen! Gerade während dieser Zeit – insbesondere ab dem 4./5. Monat – ist Verzicht auf intensives Bauchtraining und längere Rückenlage angezeigt.

»Ich glaub', ich krieg' die Grippe«

So war die Reaktion einer Dame nach ihren ersten Pilates-Einheiten. In der Tat ist das Training derart intensiv, dass die Resultate manchmal den Symptomen einer Grippe (Rücken- und/oder Gliederschmerzen) ähneln. Nicht selten habe ich Kursteilnehmer/innen erlebt, die aus lauter Panik ihren Arzt aufgesucht haben. »Um Himmels willen!«, denken Sie nun vielleicht. »Warum sollte ich mir das antun?«

Natürlich ist dies nicht erstrebenswert und auch nicht Sinn der Sache. Je nach Tages- und Trainingsform, Gewöhnung und dem Grad der persönlichen Überforderung kann es allerdings mal vorkommen.

Die starken körperlichen Reaktionen auf das Training lassen sich dadurch erklären, dass die Übungen in der Tiefe ansetzen und die Muskeln teilweise sehr gelenksnah erwischen. So kann es passieren, dass man einen heftigen Muskelkater der tief liegenden Stützmuskeln mit Wirbelsäulen- bzw. Hüftgelenksbeschwerden verwechselt. Aber nur die Ruhe! Erst wenn die Schmerzen auch nach mehreren Tagen nicht nachlassen, sollten Sie einen Arzt aufsuchen. Er kann abklären, was tatsächlich hinter Ihren Beschwerden steckt.

Info INFO Info

Muskelkater – nein, danke!

Damit wir uns hier nicht falsch verstehen: Der Muskelkater ist keinesfalls ein Erfolgsindikator. Nein, ganz im Gegenteil, er ist sogar unerwünscht, da man mittlerweile davon ausgeht, dass er irreparable Mikrofaserrisse in den Muskelzellen verursacht.

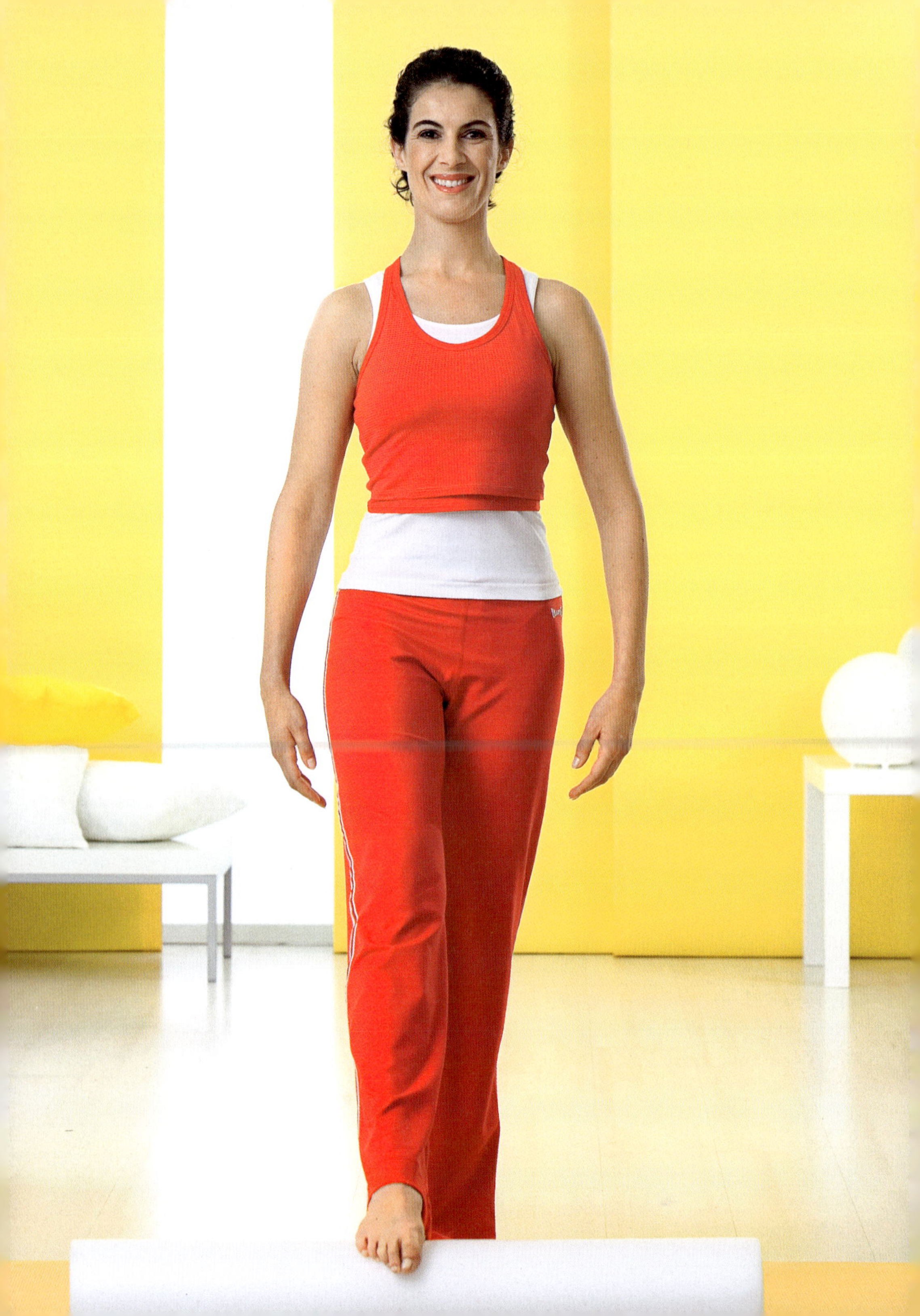

2 Pilates – so funktioniert's!

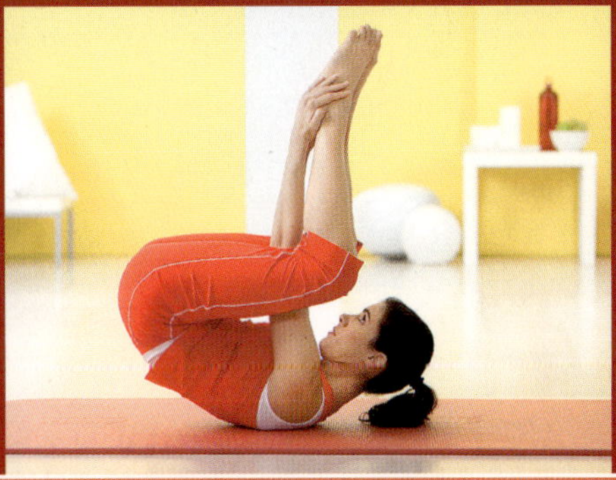

Pilates ist heute in aller Munde – doch **worum geht es** hier eigentlich? Auf den folgenden Seiten erfahren Sie, was es mit dem **Powerhouse** auf sich hat, wie Sie Ihre **Beckenbodenmuskulatur** aktivieren, worauf Sie bei der **Körperhaltung** achten müssen und wie Sie während der Übungen **richtig atmen.**

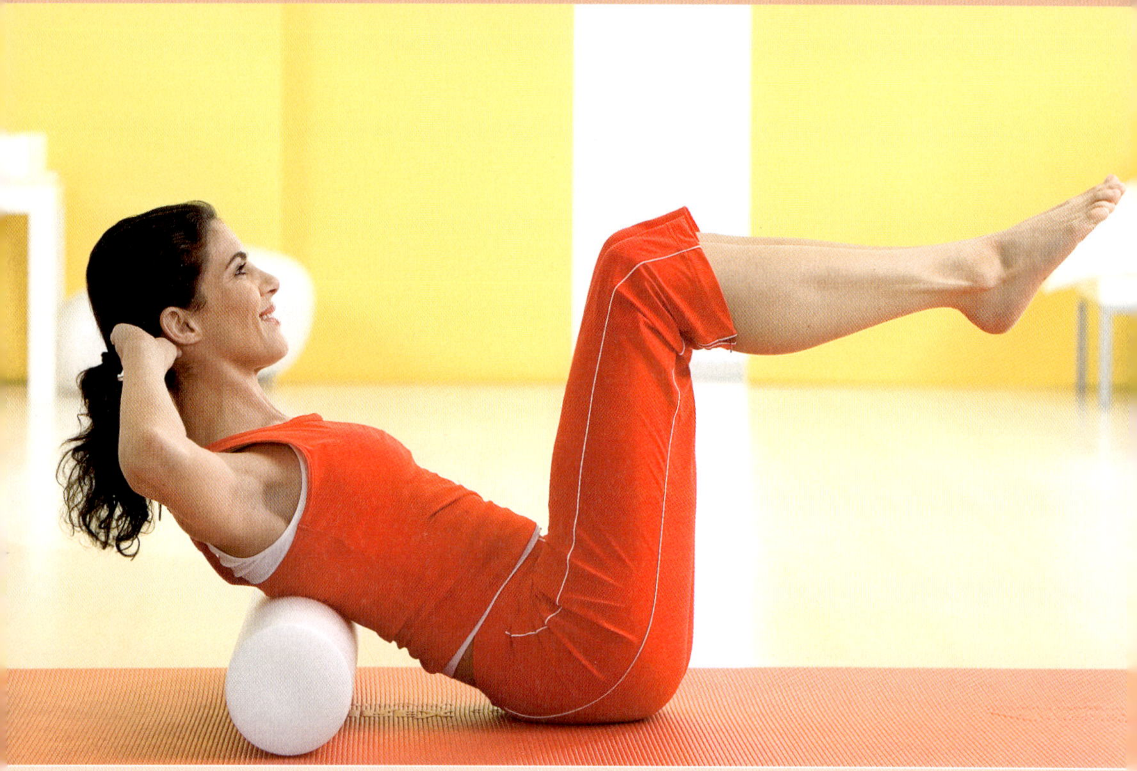

Pilates ist Kunst!

Das ist die simple Antwort auf die Frage: Was ist Pilates?
Ursprünglich war Pilates das Erfolgsgeheimnis im klassischen Ballett, im Tanz und in den darstellenden Künsten. Das Training setzt sich aus einer Mischung von Gymnastik, Ballett, Tanz, Turnen und Yoga zusammen. Dies verdeutlicht die Vielseitigkeit der Körpermethode, in der westliche und östliche Trainingsphilosophien miteinander verschmelzen. Ähnlich wie beim klassischen Ballett ist bei Pilates ein hohes Maß an körperlicher Fitness, Körperkontrolle und Körperwahrnehmung erforderlich, um Perfektion zu erreichen. Dies setzt regelmäßiges und konzentriertes Training voraus.

Es geht um Länge!

Bei Pilates geht es um Länge! Lange, schlanke, elastische Muskeln und gute Gelenkbeweglichkeit sind das Ergebnis. Dadurch richtet sich der Körper mehr und mehr auf, die Haltung wird graziös und stolz. Sie fragen sich, wie das funktioniert?

Pilates besteht aus zwei gleichwertigen Trainingskomponenten: Dehnung und Kräftigung. Es geht darum, verkürzte Muskeln – wie z.B. die untere Rückenmuskulatur – zu verlängern, und gleichzeitig zu schwache Muskeln – wie z.B. die Bauchmuskulatur – zu kräftigen. Das ist muskuläre Balance! Sie ist die beste Medizin gegen Haltungsfehler oder Nacken-, Rücken- und Kniebeschwerden.

Während der Übungen selbst lässt sich das Prinzip der Verlängerung mithilfe von Vorstellungsbildern wunderbar veranschaulichen. »Visualisieren«, also das »Trainieren in Bildern«, ist eine wesentliche Erfolgskomponente. Ein gutes Beispiel an dieser Stelle ist es, sich beim Aufrichten des Körpers vorzustellen, Ihr Kopf sei an einem Marionettenfaden befestigt. Dieser Bindfaden zieht Sie »magisch« nach oben – in die Länge!

Das aktive Powerhouse

Am Anfang einer jeden Pilates-Übung steht die Stabilisation! Was heißt Stabilisation? Es bedeutet, dass die Priorität jedes erfolgreichen Trainings auf dem Aufbau einer aufrechten Körperhaltung liegt. Diese steht und fällt mit einer kraftvollen Körpermitte – dem so genannten Powerhouse. Das Powerhouse, auch Zentrum, Körpermitte, Kraftgürtel oder Muskelkorsett genannt, meint den Bereich zwischen Po und Bauchnabel. Hier befindet sich ein äußerst komplexes System aus Gesäß-, Beckenboden-, unteren Rücken- und tief liegenden Bauchmuskeln. Diese Muskeln liegen gelenksnah in der Tiefe unseres Körpers. Daher haben sie stabilisierende Funktion und sind primär verantwortlich für die Stellung von Becken und Wirbelsäule.

Für unser Training bedeutet dies: Bevor die eigentliche Übung beginnen kann, werden zuerst Gesäß-, Beckenboden-, untere Rücken- und tief liegende Bauchmuskeln angespannt. Von diesem Zentrum ausgehend leiten wir die Kraft in die Peripherie unseres Körpers – in Arme, Beine, Füße, Zehen etc. – weiter.

Warum ist das so wichtig? Wenn wir unser Powerhouse aktivieren, schnüren wir ein Muskelkorsett um Wirbelsäule und Beckengürtel herum. Stellen Sie sich vor, Sie würden ein richtiges Korsett tragen! Dieses schnürt Sie in erster Linie ein, macht Sie schlanker und hat stützende Funktion. Ähnlich arbeitet Ihr Powerhouse: Muskulär gestützt, mit korrekter Haltung und Trainingstechnik können Sie sich einem verletzungsfreien, erfolgreichen und vor allem effektiven Training widmen. Es dauert vielleicht ein wenig, bis Sie diese Technik verinnerlicht haben. Doch hat es einmal »Klick« gemacht, werden Sie sehen, dass Sie sowohl während Ihres gesamten Trainings als auch im Alltag enorm davon profitieren.

So aktivieren Sie Ihren Beckenboden

Die Beckenbodenmuskulatur aktiviert reflektorisch unsere tief liegenden Bauch- und Rückenmuskeln – also die Tiefenmuskulatur unseres Powerhouses – und ist daher für die Stabilisation von großer Bedeutung.
Die Beckenbodenmuskeln spüren Sie am besten, wenn Sie sich vorstellen, Sie müssten ganz dringend Wasser lassen, hätten aber keine Gelegenheit dazu – z. B. auf der Autobahn, wenn weit und breit keine Tankstelle in Sicht ist. Und nun? Ja, Sie müssen Ihren Drang zum Pipimachen zwangsläufig anhalten. Wenn Sie diesen Vorgang simulieren, aktivieren Sie Ihre Beckenbodenmuskulatur! Probieren Sie es einfach mal aus: Bauchnabel per Muskelkraft nach innen zur Wirbelsäule hin ziehen und jetzt »Pipistopp«!

Die richtige Wirbelsäulenposition

Nach dem aktuellen Stand der Sportmedizin und Physiotherapie empfiehlt es sich, in der neutralen Wirbelsäulenposition zu trainieren; Wirbelsäule und Becken sollten also während der gesamten Übungszeit ihre »neutrale« oder natürliche Stellung behalten. Warum ist das von Belang? Durch diese Haltung lässt sich die tiefe Bauchmuskelschicht intensiv aktivieren, während der Druck auf Lendenwirbelsäule, Bandscheiben und Steißbein weitgehend ausgeschaltet werden kann.

Trainieren in der natürlichen Beckenposition

Um ein Gefühl für Ihre natürliche Beckenposition zu bekommen, legen Sie sich auf den Rücken und stellen die Beine hüftbreit auf. Ihre natürliche Beckenposition befindet sich zwischen Rundrücken und Hohlkreuz.
Um die Mitte zwischen diesen beiden Extrempositionen zu finden, drücken Sie zunächst Ihre Lendenwirbelsäule leicht in den Boden, als wollten Sie einen Buckel machen. Ihr Becken kippt dabei ein wenig nach hinten. Der Rücken liegt ganz leicht auf dem Boden auf. Danach verändern Sie Ihre Beckenstellung, indem Sie das Becken nach vorn kippen und ein Hohlkreuz (= Entenpo) machen. Wiederholen Sie den Wechsel der beiden Extrempositionen rund/hohl ein paar Male. Wählen Sie dann die Mittelposition von Rund- und Hohlrücken: Das ist Ihre natürliche Beckenposition! Beide Beckenkammknochen und der Schambeinknochen stehen jetzt auf einer Ebene. Sie können Ihre Finger unter den Lendenwirbelsäulenbereich schieben.

Tipp **TIPP** Tipp

Das rate ich Anfängern!

Beim Training in der Rückenlage scheiden sich die Geister, ob Einsteiger die neutrale Beckenposition einnehmen sollten oder nicht, denn gerade am Anfang ist die Bauchmuskulatur oftmals noch nicht stark genug, die Spannung im Beckenbereich zu halten. Es besteht daher die Gefahr, zu sehr ins Hohlkreuz zu fallen. Dadurch erhöht sich der Druck auf die zwischen den Wirbelkörpern liegenden Bandscheiben, was sich ungünstig auf den Rücken auswirkt.
Um auf der sicheren Seite zu sein, rate ich Anfängern und Trainierenden, die noch nicht lange mit der Pilates-Methode vertraut sind, in der Rückenlage mit dem Rücken leichten Bodenkontakt zu halten. Dies empfehle ich auch, wenn Sie bereits von Natur aus ein starkes Hohlkreuz haben.
Nach und nach lässt sich die Technik der neutralen Wirbelsäule in das Training (in Rückenlage) integrieren. Fortgeschrittene, die bereits gute Erfahrungen mit der Mittelposition gemacht haben, bleiben selbstverständlich dabei!
Vorsicht: Niemals im Hohlkreuz (= Entenpo!) trainieren!

Die Atmung

Joseph Pilates, der Begründer der über 80 Jahre alten Körpermethode, litt nicht nur unter Rachitis und rheumatischem Fieber, sondern auch unter Asthma – kein Wunder also, dass er besonderen Wert auf die Atmung legte. Die für das Training empfohlene Atmung erinnert an die Yoga-Atmung und hilft dem Körper, sich selbst zu reinigen. Sie bildet mit dem Bewegungsfluss eine Einheit und hat sowohl aktivierende als auch entspannende Wirkung.
Zum einen werden mithilfe der Atmung die tiefsten Bauch- und Rückenmuskeln stimuliert – das fördert die Muskelaktivität und der Körper wird mit genügend Sauerstoff versorgt. Darüber hinaus verbessern sich Durchblutung und Stoffwechselaktivität.
Zum anderen löst diese Atemtechnik Stress, Spannungen und Verkrampfungen. Der Muskeltonus der zur Verkürzung neigenden Muskulatur – beispielsweise der empfindlichen Nackenmuskulatur, die nicht nur bei »Schreibtischtätern« ständig Haltearbeit verrichten muss – senkt sich. Es bleibt eine wohlige Mischung aus Erfrischung und Entspannung!

Die seitliche Brustkorbatmung

Beim Pilates-Training geht es immer wieder darum, den Bauchnabel, die Beckenbodenmuskulatur und die Sitzbeine per Muskelkraft intensiv nach innen zu ziehen.
Um das Powerhouse aktiv zu halten, brauchen wir intensive Bauchspannung. Kommt jetzt die Atmung dazu, wird Ihnen vielleicht auffallen, dass es unmöglich ist, den Bauchnabel bzw. den Beckenboden innen zu halten und gleichzeitig in den Bauch zu atmen. Automatisch wölbt sich der Bauch wieder nach außen – genau das wollen wir aber nicht. Also wird während des Pilates-Trainings in die Seiten des Brustkorbs – in die Rippenbögen – geatmet.
Wenn Sie diese Atemtechnik ausprobieren, werden Sie feststellen, dass Sie Ihren Körper strecken und Ihre Wirbelsäule dabei perfekt aufrichten. Sie werden im wahrsten Sinne des Wortes größer. Zusätzlich werden die Lungen maximal mit Sauerstoff versorgt, der in die Peripherie Ihres Körpers weitergeleitet wird. Außerdem dehnen sich die Zwischen-Rippen-Muskeln, die sich besonders gerne in Stress-Phasen zusammenkrampfen und die Atmung erschweren oder gar blockieren können.

So geht's!

Atmen Sie grundsätzlich durch die Nase ein und durch den Mund wieder aus! Stellen Sie sich aufrecht mit hüftbreit geöffneten Füßen hin, legen Sie Ihre Hände seitlich auf die untersten Rippen. Ziehen Sie Ihren Bauch ein, als wäre Ihnen Ihre Lieblingsjeans zu eng geworden, Sie wollten sich aber unbedingt da reinzwängen. Atmen Sie durch die Nase ein und schicken Sie die Luft in Ihre Rippenbögen. Ihr Brustkorb pumpt sich dadurch auf. Durch die Ausdehnung werden Ihre Hände leicht auseinander geschoben – der Abstand der Finger zueinander vergrößert sich!

Achtung: Die Schultern bleiben unten, der Bauch bleibt flach!

Wenn Sie jetzt durch den Mund ausatmen, entweicht die Luft aus den Lungen und dem Brustkorb. Dadurch senken und schließen sich Ihre Rippenbögen. Ihre Hände schieben sich wieder zueinander – der Abstand Ihrer Finger verkleinert sich. Versuchen Sie gleichzeitig, mit dem Ausatmen den Bauch per Muskelkraft noch weiter nach innen zu ziehen.

Tipp: Versuchen Sie mal, den Buchstaben »f« auszuatmen. So lässt sich Ihr Powerhouse noch stärker aktivieren!

Tipp **TIPP** Tipp

Wie ein Blasebalg

Stellen Sie sich Ihren Brustkorb wie einen Blasebalg vor, der sich mit der Luft aufpumpt und sich beim Ausströmen der Luft wieder zusammenzieht. Ihre Rippenbögen funktionieren wie eine Schiebetür, die sich mit dem Einatmen öffnet und mit dem Ausatmen wieder schließt.

Aller Anfang ist schwer

Bitte nehmen Sie die Atmung gerade als Anfänger nicht so überaus wichtig – sonst verkrampfen Sie unnötig, kümmern sich nur noch um die Atmung und vergessen dabei die Übungen. Die richtige Atmung stellt sich irgendwann ganz von selbst ein! Wesentlich ist, dass Sie durch die Nase ein- und durch den Mund ausatmen. Die Luft nicht anhalten, sondern einfach fließen lassen.

Grundsätzlich gilt: Sie atmen in der Ruhephase und zur Übungsvorbereitung ein. Sie atmen mit der Bewegungsausführung und in besonders anstrengenden Phasen aus!

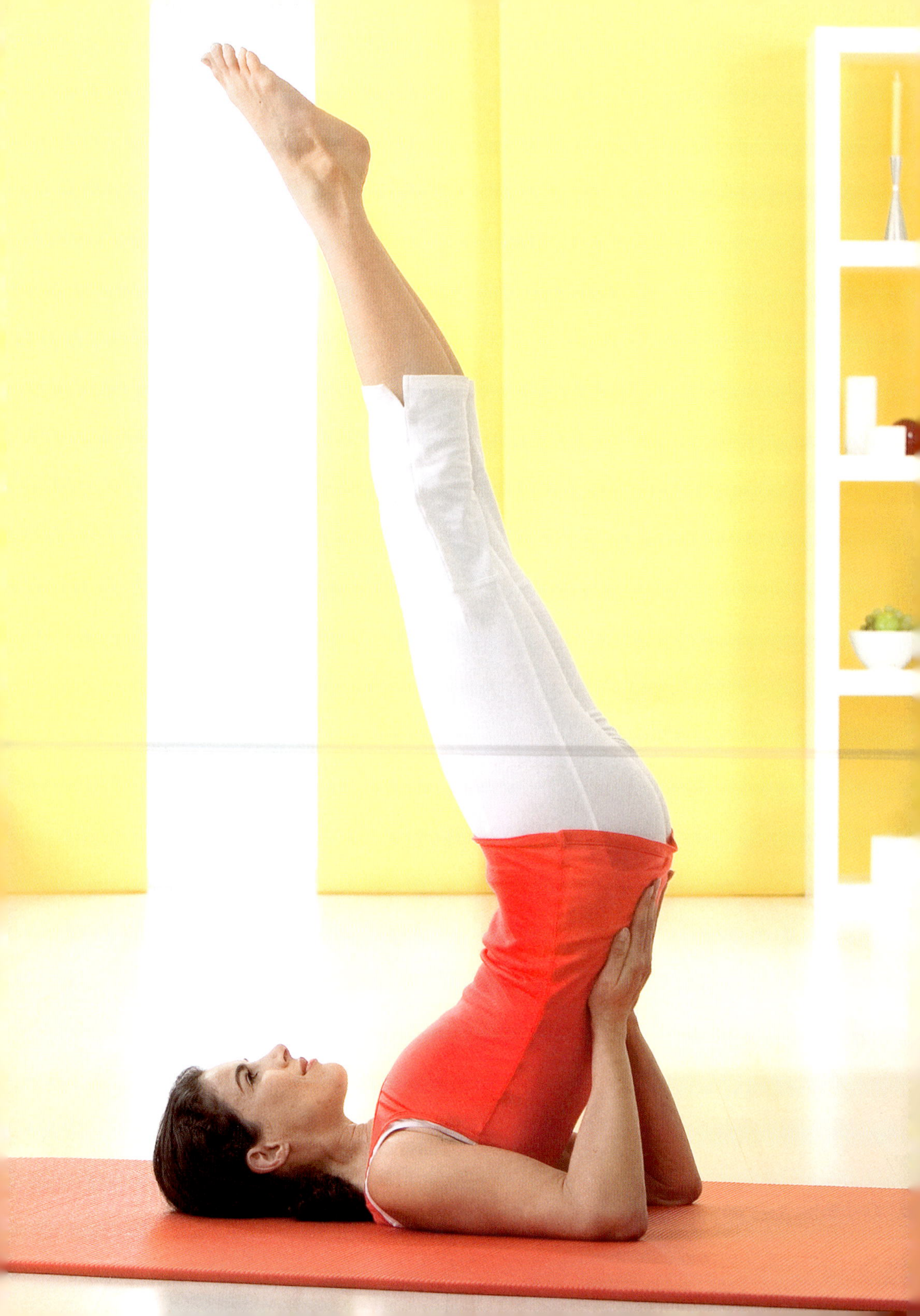

3 Powerpilates – Die besten Übungen

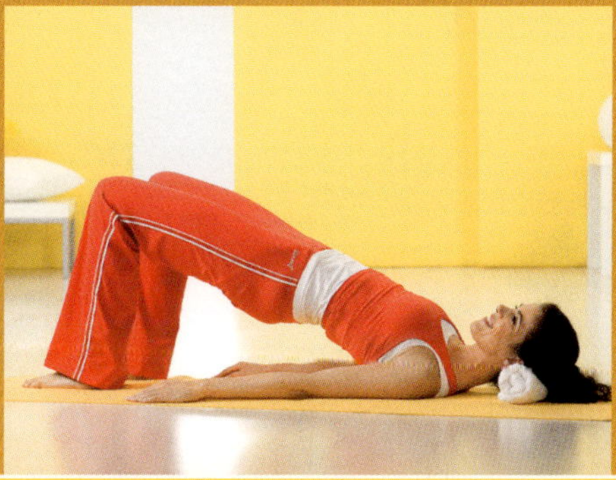

Los geht's! Runter vom Sofa, rauf auf die Matte! Berücksichtigen Sie bitte bei jedem Trainieren Ihr individuelles Körperkonzept sowie Ihre aktuelle Tagesform und wählen Sie den Schwierigkeitslevel mit Bedacht aus. Ich wünsche Ihnen viel Freude und Erfolg mit meinem Powerpilates-Programm!

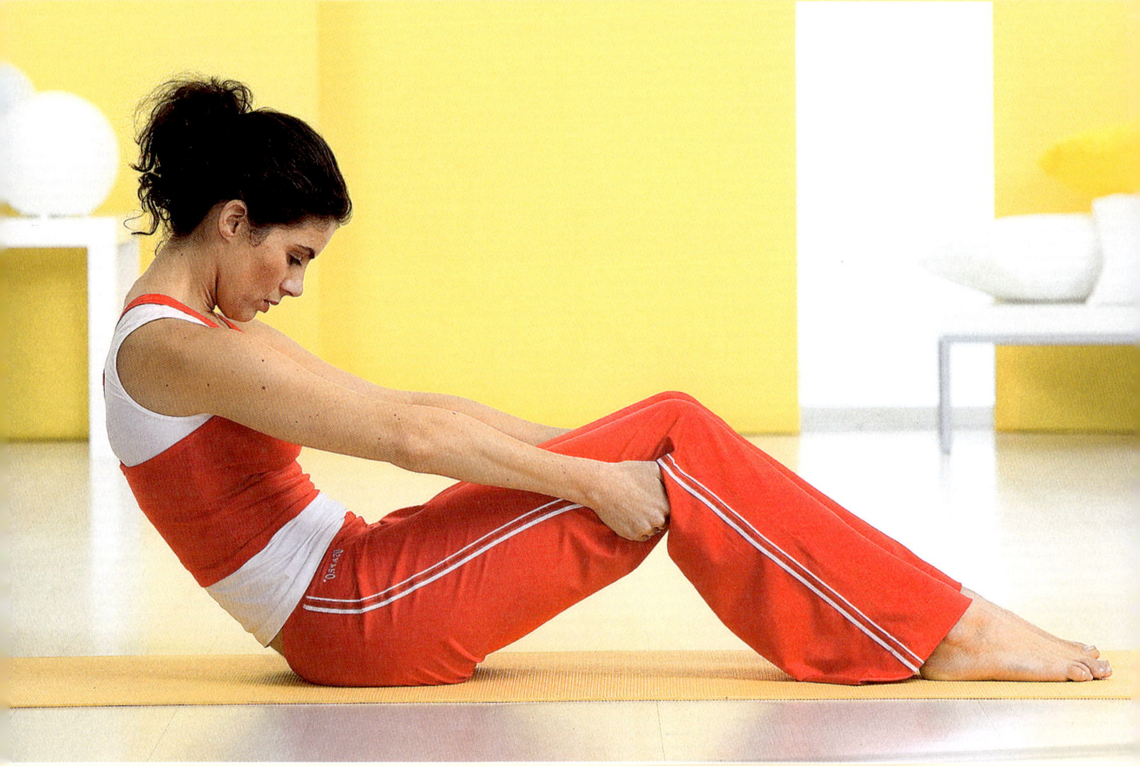

Basisübungen

Das Basisprogramm dauert inklusive Aufwärmen und Dehnen bzw. Entspannen etwa 40 Minuten. Es garantiert insbesondere Anfängern einen sanften Einstieg in das Powerpilates-Programm. Aber auch Fortgeschrittene haben je nach Lust und persönlicher Tagesform die Möglichkeit, hiermit intensiv zu trainieren und damit das Fundament für die Mittelstufe bzw. Profiklasse stabil aufzubauen. Wenn Sie zu den Pilates-Einsteigern zählen, bleiben Sie bitte vier bis sechs Wochen im Basis-Level. Wenn Sie die Übungen mühelos und »im Schlaf« absolvieren, so sind Sie auf jeden Fall bereit für die nächste Stufe.

Übungsablauf:

1 Stellen Sie sich aufrecht hin, Beine hüftbreit geöffnet. Schieben Sie Ihr Kinn so weit nach hinten, bis die Halswirbelsäule ganz gestreckt ist. Machen Sie dazu einfach leichtes Doppelkinn.

2 Heben Sie Ihr Brustbein, schieben Sie die Schultern nach hinten und unten. Ziehen Sie Ihren Bauch ein und spannen Sie Ihre Po- und Beckenbodenmuskulatur fest an (Sie wissen schon: Pipistopp!).

3 Legen Sie die Hände seitlich auf die Rippen. Atmen Sie tief durch die Nase ein und durch den Mund aus, und schicken Sie Ihren Atem in den Brustkorb. Mit der Einatmung dehnt sich der Brustkorb aus – die Rippen werden auseinander geschoben, der Abstand Ihrer Finger zueinander vergrößert sich.

4 Mit der Ausatmung senken und schließen sich die Rippenbögen wieder, und Ihre Finger kommen näher zusammen.

Wiederholung: 3- bis 5-mal.

- **Visualisierung:**

Ihr Kopf ist an einem Marionettenfaden befestigt, der Sie in die Länge zieht. Ihre Rippenbögen sind wie eine Schiebetür.

- **Wirkung:**

Schult Ihre Körperhaltung und -wahrnehmung. Führt die Pilates-Atmung ein.

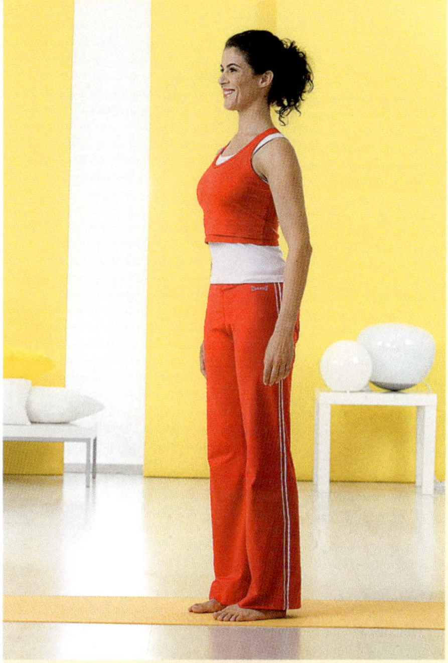

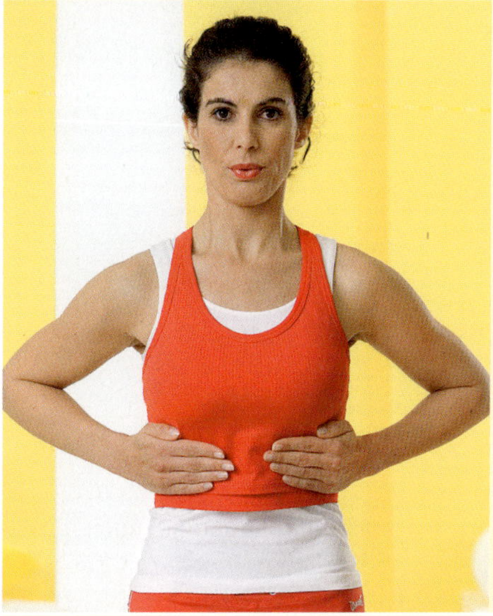

A – Übung 1 Körperhaltung/ -wahrnehmung (Standing)

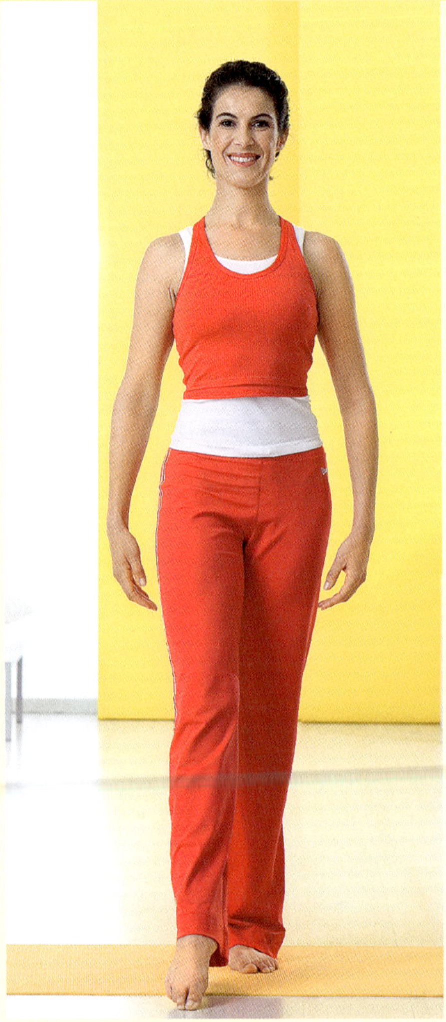

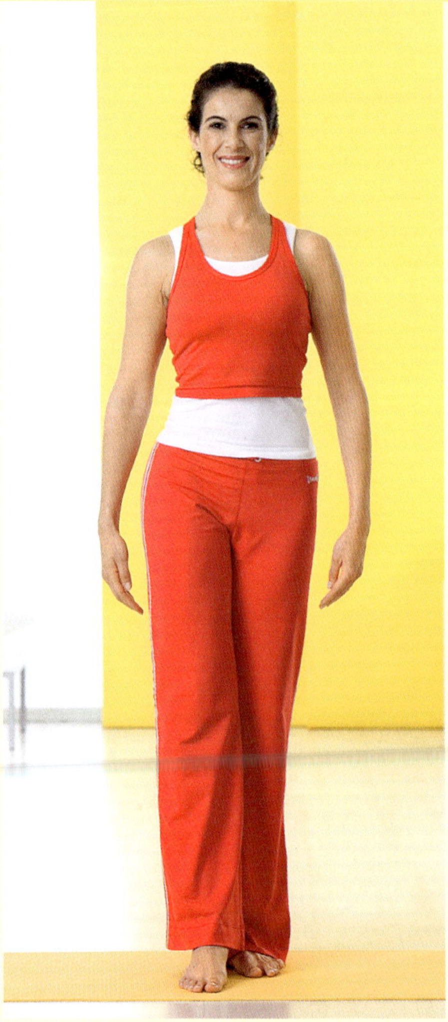

A – Übung 2
Fußgleiten (Battement Tendu)

Achtung:

Lassen Sie das Bein während der gesamten Übung gestreckt und vermeiden Sie es, nach links oder rechts abzuweichen. Halten Sie unbedingt Ihr Becken fixiert und verdrehen Sie es nicht!

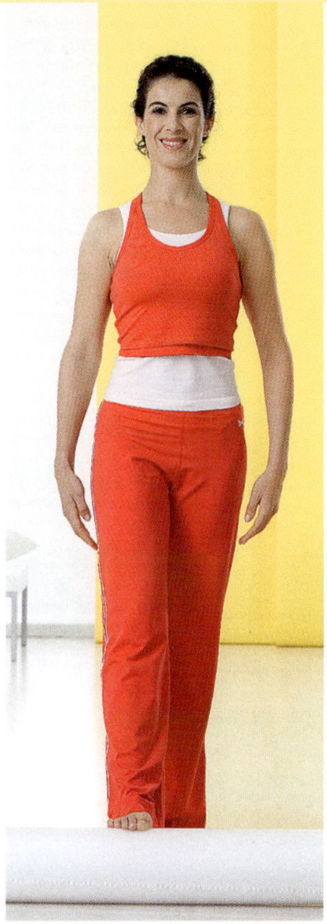
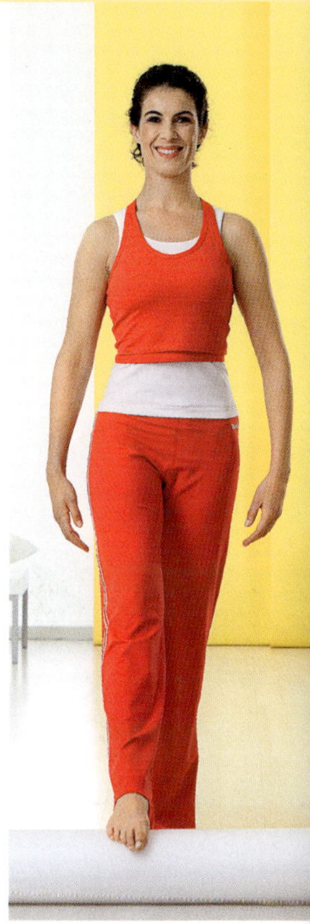

Übungsablauf:

1 Stellen Sie sich in die Ausgangsposition wie in Übung A 1 (Standing) beschrieben.

2 Mit dem Einatmen schieben Sie den rechten Fuß langsam und auf einer gedachten Linie so weit nach vorn, bis Ihr Bein vollkommen gestreckt ist und die Zehenspitzen den Fußboden noch leicht berühren.

3 Mit dem Ausatmen ziehen Sie den rechten Fuß – als würde er am Boden festkleben – per Muskelspannung wieder in die Ausgangsposition zurück. Beinwechsel.

Wiederholung: 5- bis 10-mal pro Seite.

Visualisierung:

Ihr Fußballen ist mit Kleber am Boden festgeklebt.

Wirkung:

Bereitet die Fußgelenke und die Beinmuskulatur auf die folgenden Übungen vor. Kräftigt die Oberschenkel- und Pomuskulatur. Die Balance und die Konzentration werden gefördert.

Variation:

Zur Intensivierung nehmen Sie die Ausgangsposition ein und legen Sie die Rolle (alternativ: 1,5 Liter-Flasche, kleiner Gummiball) vor sich. Stellen Sie Ihren rechten Mittelfuß flach auf die Rolle. Mit der Einatmung rollen Sie so weit nach vorn, bis Ihr rechter Fuß ganz gestreckt ist.

Mit der Ausatmung ziehen Sie Ihren Bauch ein und rollen Ihren Fuß so weit zurück, bis dieser vollkommen gebeugt ist. Die Zehen bleiben ständig mit der Rolle in Kontakt.

Achtung:

Wie bei allen Pilates-Übungen ist eine ruhige, konzentrierte Ausführung entscheidend für den positiven Effekt. Vermeiden Sie hektische Bewegungen.

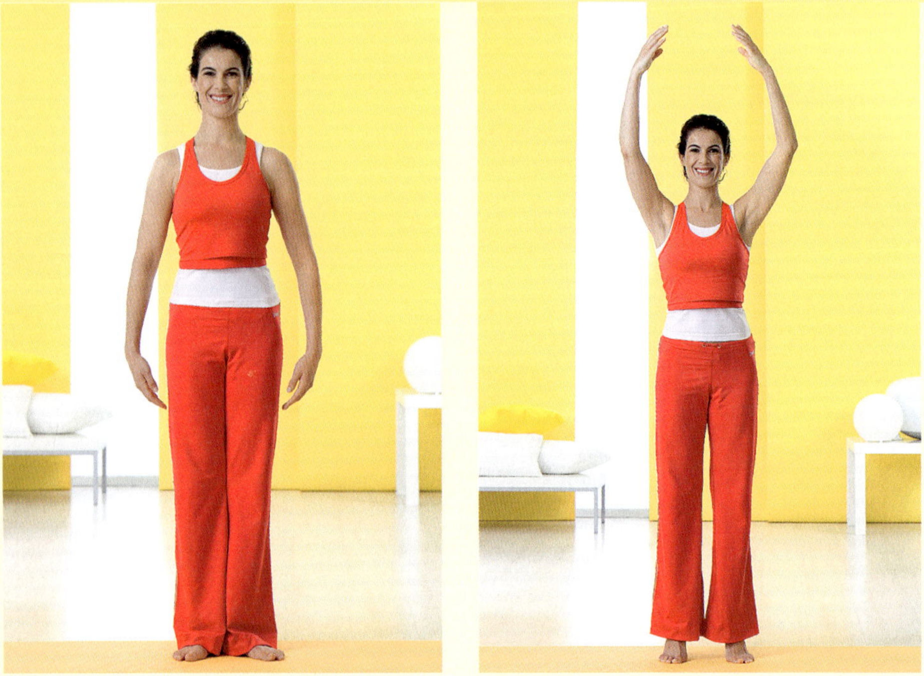

A – Übung 3 Auf die Zehenspitzen heben (Relevé)

Übungsablauf:

1 Stellen Sie sich in die Ausgangsposition wie in Übung A 1 (Standing) beschrieben und halten Sie die Grundspannung. Öffnen Sie Ihre Füße V-förmig, sodass sich Ihre Fersen berühren. Die Finger berühren die Außenseiten der Oberschenkel.

2 Denken Sie sich größer, als Sie sind, und gehen Sie mit dem Einatmen auf die Zehenspitzen. Führen Sie gleichzeitig beide Arme tulpenförmig über dem Kopf zusammen. Schauen Sie stolz nach vorn.

3 Mit dem Ausatmen kommen Sie in die Ausgangsposition zurück.

4 Achten Sie darauf, die Schultern unten und den Hals ganz lang zu lassen. Bein- und Pomuskeln sind fest angespannt.

Wiederholung: 5- bis 10-mal.

Visualisierung:

An Ihrem Scheitel befindet sich ein Marionettenfaden, der Sie nach oben zieht. Sie wollen ganz hoch hinaus – bis an die Decke!

Wirkung:

Trainiert die Bein- und Wadenmuskulatur, strafft den Po, sorgt für eine gute Haltung.

Übungsablauf:

1 Stellen Sie sich aufrecht und stolz hin – siehe Übung A 1 (Standing). Die Füße stehen hüftbreit auseinander, die Arme befinden sich an den Außenseiten Ihrer Oberschenkel.

2 Mit der Einatmung beugen Sie Ihre Beine, bis Ihre Knie maximal einen 90°-Winkel ergeben. Gleichzeitig führen Sie Ihre bis in die Fingerspitzen gestreckten Arme bis auf Schulterhöhe nach vorn. Die Handflächen zeigen nach innen.

3 Spannen Sie Po- und Beinmuskeln fest an. Drücken Sie das Gewicht dabei auf Ihre Fersen. Halten Sie die Muskelspannung einen Moment.
Mit der Ausatmung kommen Sie wieder in die Ausgangsposition zurück.

Wiederholung: 5- bis 10-mal.

Visualisierung:
Sie setzen sich auf einen Stuhl.

Wirkung:
Trainiert die Oberschenkel- und Pomuskulatur.

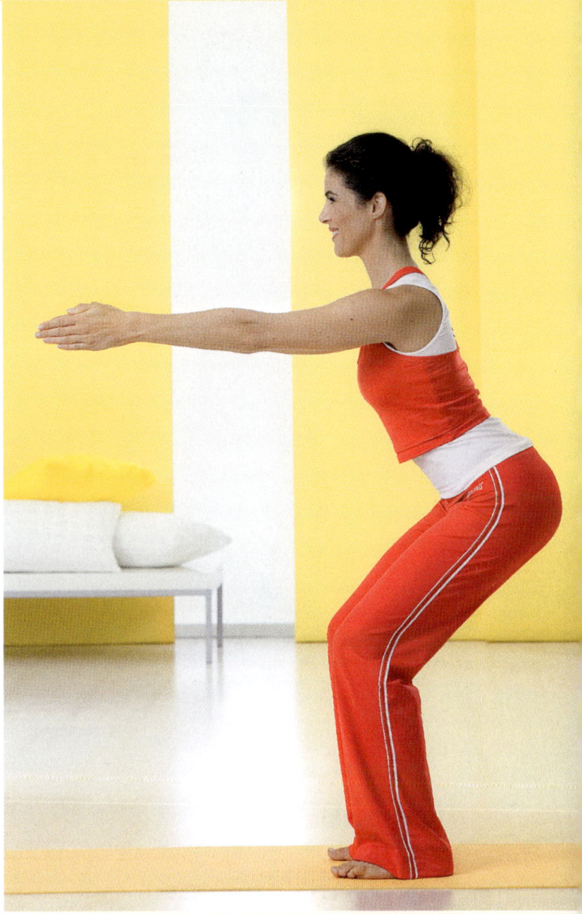

A – Übung 4
Knie beugen: Hüftbreiter Stand (Squat)

Achtung:
Bitte lassen Sie Ihre Knie parallel zueinander und halten Sie Bauch- und Beckenbodenmuskulatur aktiv – nicht ins Hohlkreuz fallen!

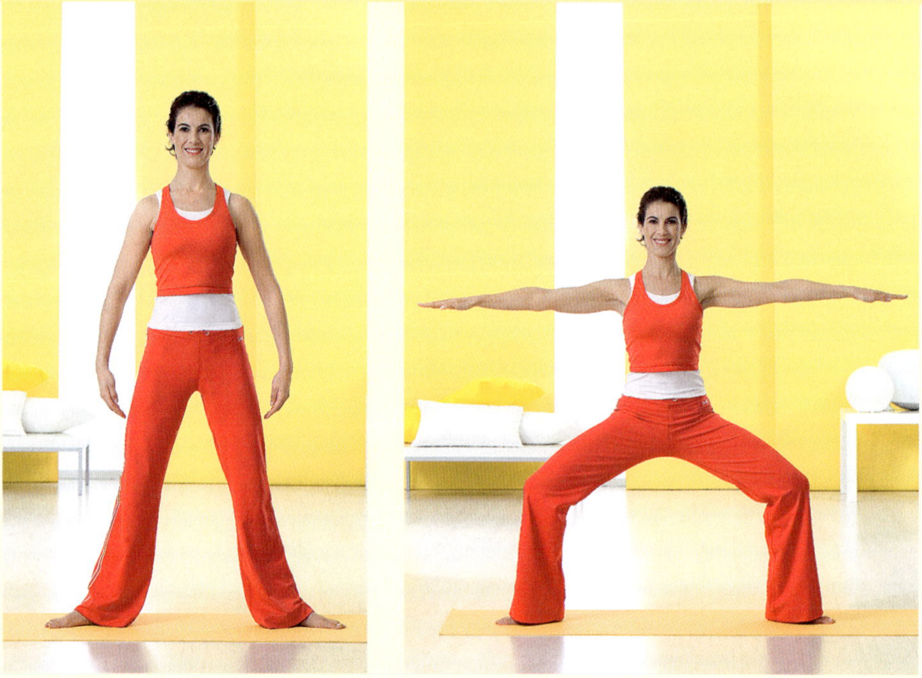

A – Übung 5 Knie beugen: Weiter Stand (Plié)

Übungsablauf:

1 Sie stehen aufrecht, Beine etwas mehr als schulterbreit geöffnet, Füße nach außen. Die Arme befinden sich an den Außenseiten Ihrer Oberschenkel.

2 Mit der Einatmung beugen Sie Ihre Beine, bis Ihre Knie maximal einen 90°-Winkel ergeben. Strecken Sie die Arme seitlich auf Schulterhöhe aus.

3 Spannen Sie Po- und Beinmuskeln fest an. Verteilen Sie das Gewicht gleichmäßig auf Ihren Füßen. Halten Sie die Muskelspannung einen Moment.

4 Mit der Ausatmung kommen Sie wieder in die Ausgangsposition zurück.

Wiederholung: 5- bis 10-mal.

Visualisierung:

Sie bleiben mit Ihrem Körper auf einer Linie, sodass er mühelos zwischen zwei eng stehende Mauern passen würde.

Wirkung:

Trainiert die Innenschenkel sowie die Pomuskulatur.

Variation:

Zur Intensivierung heben Sie mit der Kniebeugung immer abwechselnd die Ferse des rechten oder linken Fußes und setzen diese mit der Streckung wieder ab.

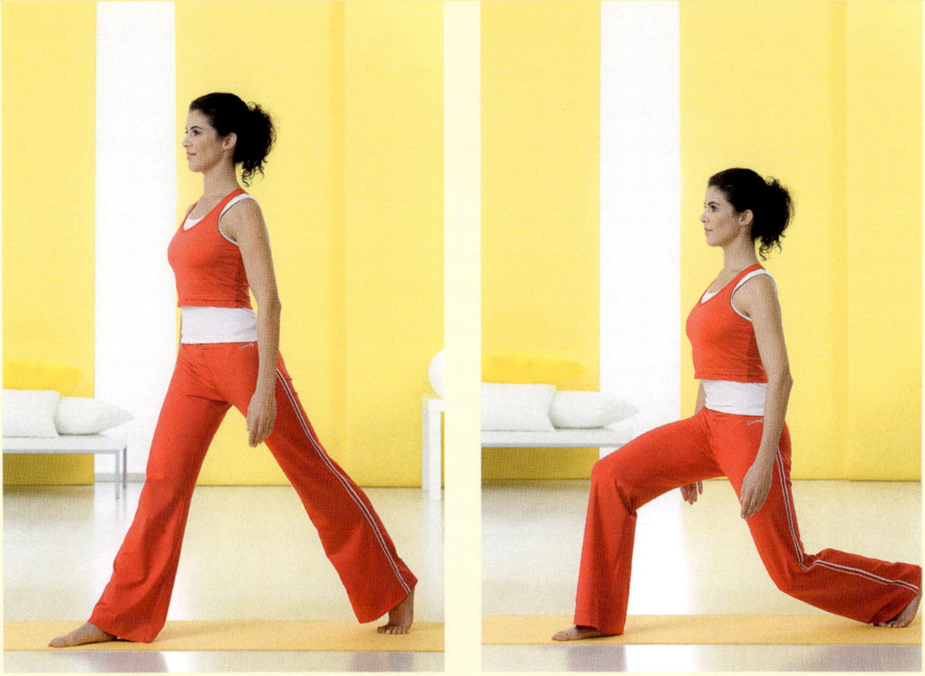

A – Übung 6 Ausfallschritt (1/4 Squat)

Übungsablauf:

1 Sie stehen gerade wie in Übung A 1 (Standing) beschrieben. Bei dieser Übung spielt die aufrechte Körperhaltung eine besonders wichtige Rolle!

2 Öffnen Sie Ihre Beine durch einen großen Ausfallschritt nach vorn mehr als schulterbreit. Achten Sie darauf, dass der hintere (linke) Fuß auf dem Ballen steht und der vordere (rechte) vollkommenen Bodenkontakt hat. Beide Fußspitzen weisen nach vorn. Verteilen Sie Ihr Gewicht genau auf die Mitte Ihres Körpers. Strecken Sie beide Arme neben Ihrem Oberkörper aus und heben Sie Ihren Brustkorb.

3 Mit der Einatmung beugen Sie Ihre Beine so weit, bis sich beide Kniegelenke etwa in einem 90°-Winkel befinden. Mit der Ausatmung kommen Sie langsam und konzentriert in die Ausgangsposition zurück. Beinwechsel.

Wiederholung: 5- bis 10-mal pro Seite.

Visualisierung:

Sie balancieren ein Champagner-Glas auf Ihrem Kopf!

Wirkung:

Strafft und dehnt die Oberschenkelmuskulatur. Trainiert Waden und Po.

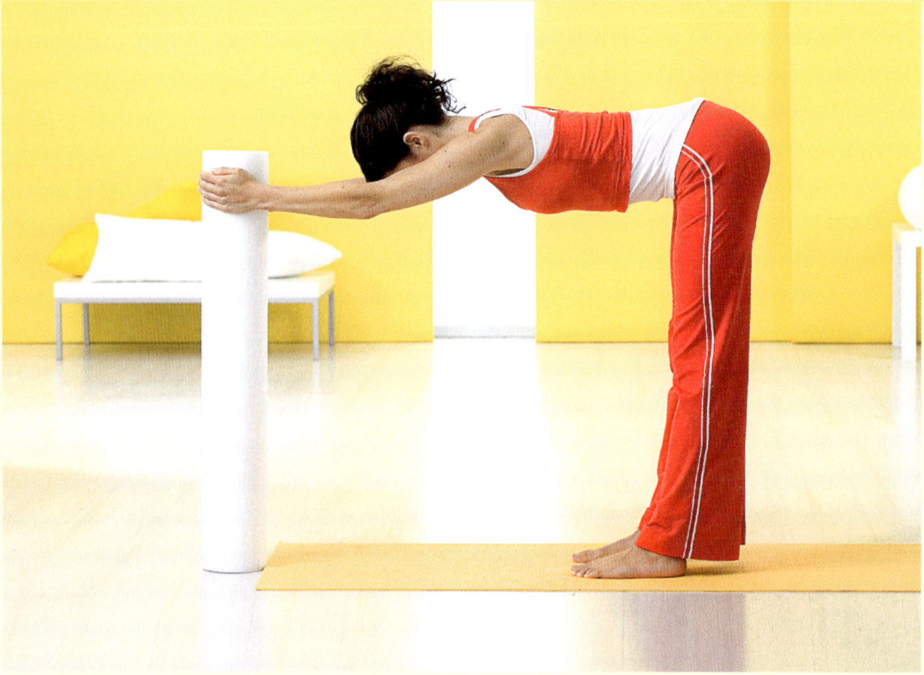

A – Übung 7 Ein Bein nach hinten heben (Arabesque)

Übungsablauf:

1 Sie stehen aufrecht wie in Übung A 1 (Standing) beschrieben. Stellen Sie die Rolle vor sich auf und halten Sie sie mit beiden Händen fest – wahlweise nehmen Sie einen Stuhl, drehen ihn mit der Lehne zu sich und halten sich daran fest.

2 Neigen Sie Ihren Oberkörper mit gestreckten Armen bis auf einen 90°-Winkel nach vorn. Gegebenenfalls gehen Sie ein paar Schritte zurück. Von den Fingerspitzen bis in die Lendenwirbelsäule ergibt Ihr Körper jetzt eine Linie. Ihr Blick ist nach unten auf die Matte gerichtet. Halten Sie Ihr Becken fixiert, die Schultern unten und innen. Ziehen Sie den Bauchnabel nach innen.

3 Strecken Sie langsam das linke Bein auf einer Linie mit Ihrem Körper

Achtung:

Die Hals-Nacken-Partie bleibt lang und entspannt. Konzentrieren Sie sich darauf, das Becken wirklich parallel zum Boden zu halten und es nicht zu verdrehen. Führen Sie die Übung langsam und konzentriert aus – das Bein nicht mit Schwung werfen!

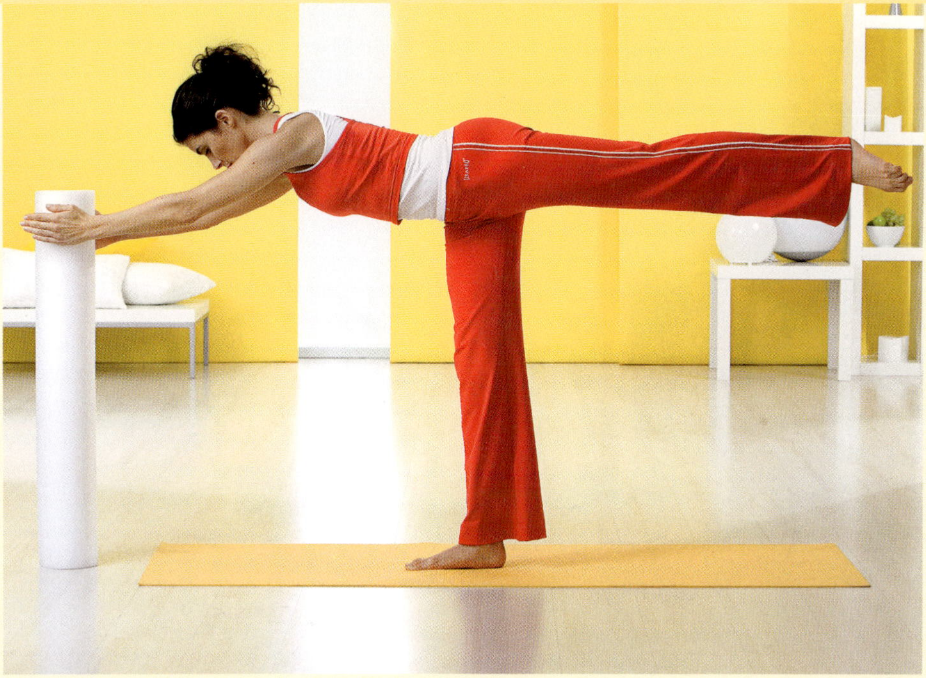

nach hinten aus. Die Fußspitze ist gestreckt. Halten Sie die Balance und Muskelspannung einen Moment. Kommen Sie dann in die Ausgangsposition zurück. Beinwechsel.

Wiederholung: 1- bis 2-mal pro Seite.

■ **Visualisierung:**

Jemand zieht Sie an Kopf und Fuß in die Länge.

■ **Wirkung:**

Strafft die rückseitige Beinmuskulatur, den Po sowie den Rücken. Fördert die Balance, Beweglichkeit und Konzentration.

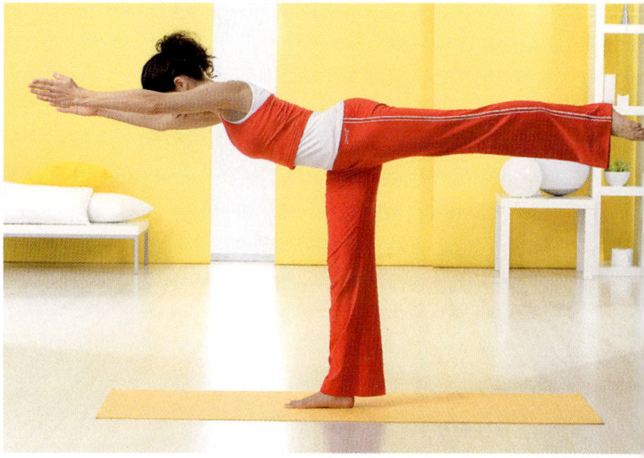

■ **Variation:**

Zur Intensivierung lassen Sie bitte die Rolle weg!

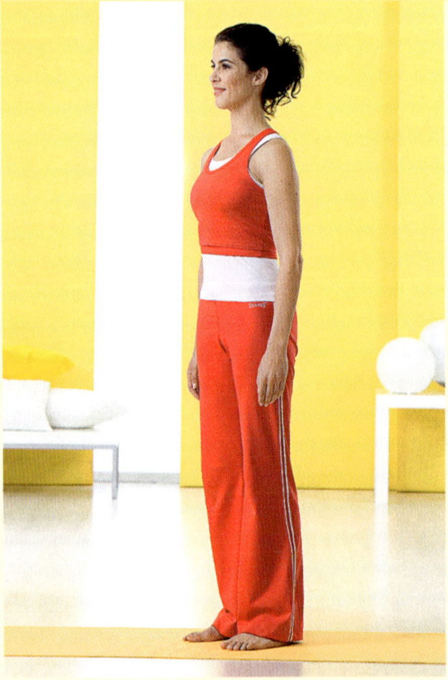

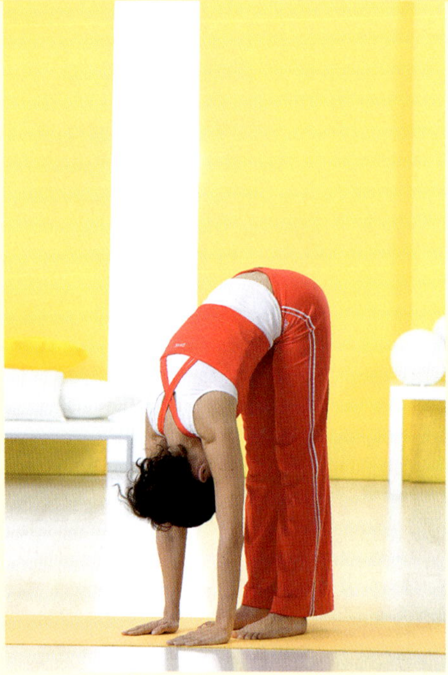

A – Übung 8 Abrollen (Roll Down)

Übungsablauf:

1 Sie stehen aufrecht wie in Übung A 1 (Standing) beschrieben.

2 Beim Ausatmen rollen Sie den Körper vom Kopf ausgehend Wirbel für Wirbel langsam nach vorn ab, bis Ihre Fingerspitzen den Boden berühren oder erahnen können. Lassen Sie die Beine ruhig ein wenig gebeugt.

3 Mit der nächsten Ausatmung rollen Sie sich mit aktiviertem Powerhouse wieder auf.

Wiederholung: 3- bis 5-mal.

Achtung:

Berücksichtigen Sie Ihre Grenzen. Die Dehnung darf intensiv sein, aber niemals Schmerzen verursachen!

Visualisierung:

Sie beugen Ihren Bauch über einen Stacheldrahtzaun, mit dem Sie auf gar keinen Fall in Berührung kommen möchten.

Wirkung:

Dehnt die Beinrückseiten, die Rücken- und Nackenmuskulatur. Fördert die Beweglichkeit. Durchblutet den Kopf.

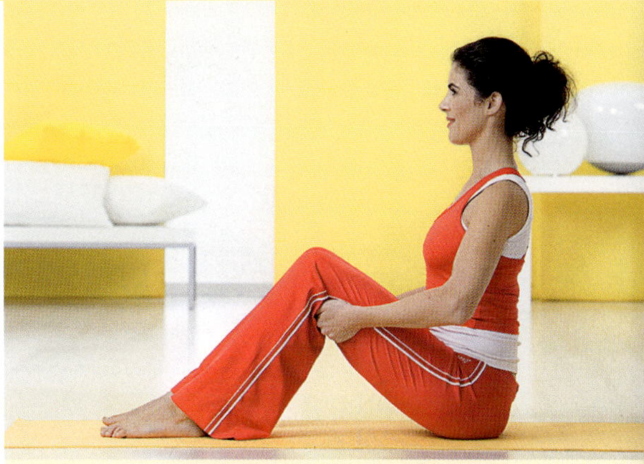

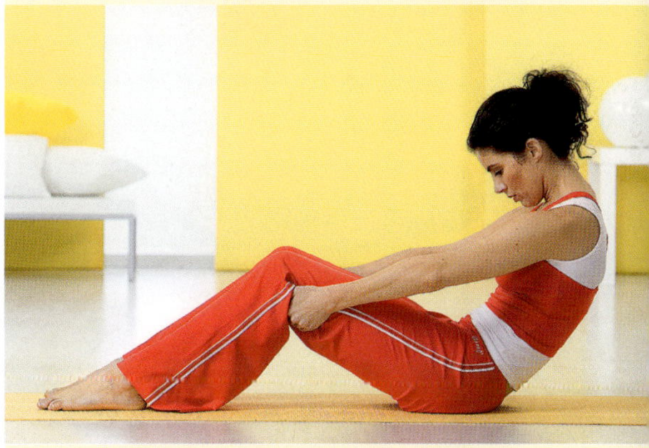

A – Übung 9
Beckenkippung (Roll Down)

Übungsablauf:

1 Setzen Sie sich aufrecht hin, sodass Ihr Oberkörper kerzengerade ist, die Schultern unten, der Hals lang. Beugen Sie die hüftbreit geöffneten Beine in einem 45°-Winkel. Die Füße stehen flach auf dem Boden. Umfassen Sie Ihre Oberschenkel von hinten, spannen Sie Ihren Po fest an und ziehen Sie Ihren Bauch ein.

2 Mit der Ausatmung machen Sie ein leichtes Doppelkinn und kippen langsam Ihr Becken nach hinten. Der untere Rücken senkt sich Wirbel für Wirbel Richtung Matte. Rollen Sie so weit ab, bis beide Arme gestreckt sind und Ihr Rücken von der Seite betrachtet eine C-Form ergibt. Bauch und Beckenboden bleiben dabei weiterhin angespannt.

3 Mit der Einatmung richten Sie sich Wirbel für Wirbel wieder in die Ausgangsposition auf.

Wiederholung: 5- bis 10-mal.

■ Visualisierung:

Sie tragen eine viel zu enge Jeans, deren Hosenknopf Sie sofort sprengen würden, wenn Sie Ihren Bauch während der Übung rausließen. Sie malen mit Ihrem Rücken ein »C«.

■ Wirkung:

Diese Übung bildet die Basis für das gesamte Bodentraining. Sie dehnt die Rückenmuskulatur und macht Becken und Wirbelsäule beweglich.

Achtung:

In der Ruhe liegt die Kraft! Rollen Sie Ihre Wirbel wie die Perlen einer Perlenkette ab.

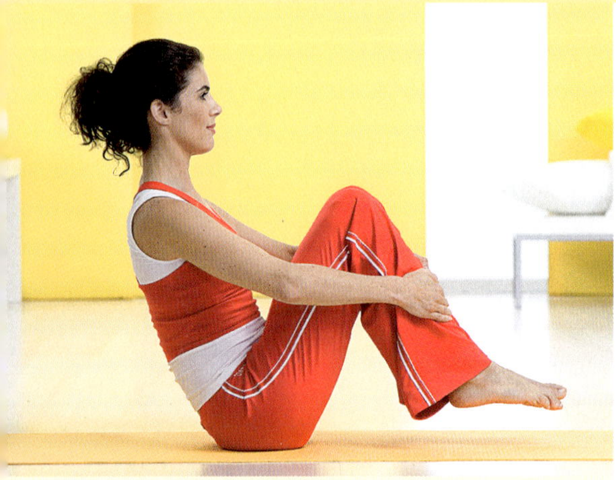

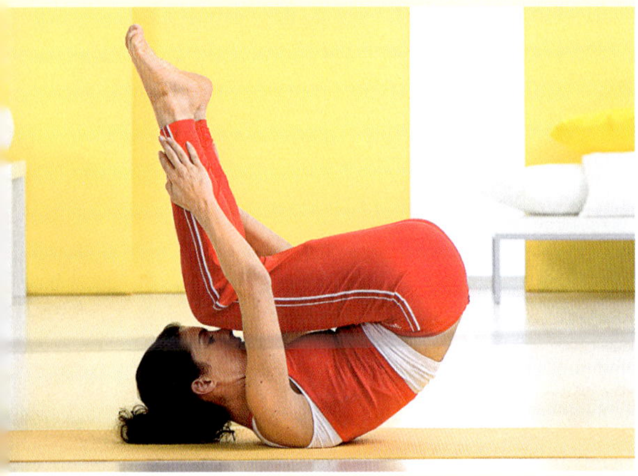

A – Übung 10
Rollen wie ein Ball (Rolling Like A Ball)

Achtung:

Kopf und Nacken berühren nie den Boden! Die Knie bleiben eng am Körper.

Übungsablauf:

1 Setzen Sie sich aufrecht hin und umfassen Sie Ihre Schienbeine von oben. Die Beine sind hüftbreit geöffnet. Heben Sie die Füße ein paar Zentimeter vom Boden ab und ziehen Sie Ihren Bauchnabel nach innen.

2 Rollen Sie mit der Einatmung wie ein Ball bis auf die Höhe Ihrer Schulterblätter zurück. Versuchen Sie, Ihren Kopf während der Übung so nah wie möglich an den Knien zu halten. Kopf und Nacken bleiben die ganze Zeit in der Luft!

3 Mit der Ausatmung aktivieren Sie Ihr Powerhouse und rollen in die Ausgangsposition zurück, ohne die Füße dabei abzusetzen. Viel Spaß!

Wiederholung: 5- bis 10-mal.

Visualisierung:

Sie rollen wie ein Ball, nicht wie ein Ei!

Wirkung:

Hat die Wirkung einer angenehmen Rückenmassage, die Verspannungen löst. Macht die Wirbelsäule beweglich, streckt die Rückenmuskulatur und kräftigt die Bauchmuskulatur. Fördert die Balance.

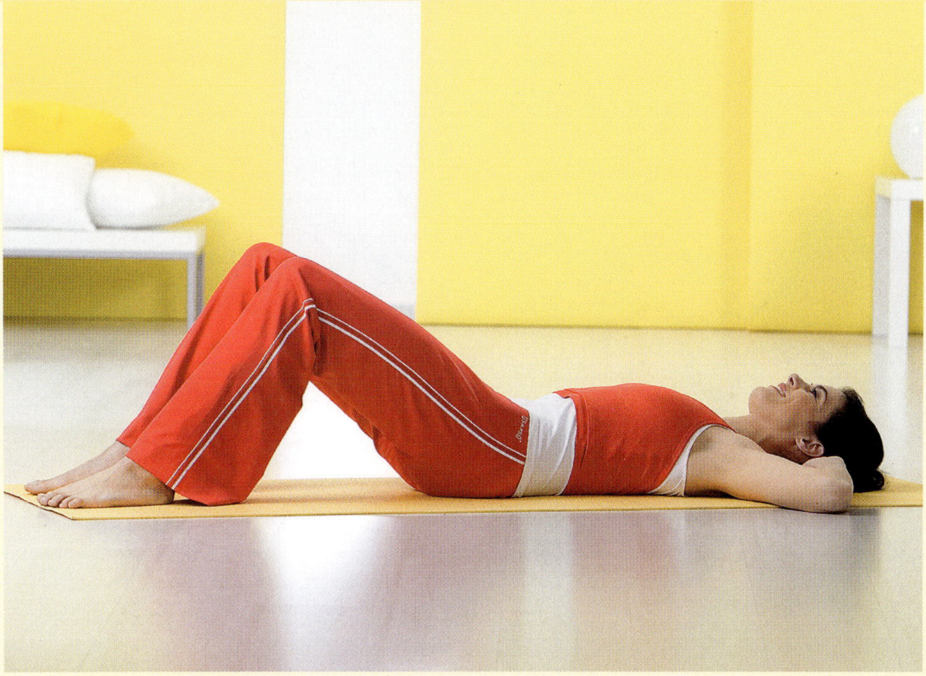

A – Übung 11 Gerade Bauchpresse (Abdominal Preparation)

Übungsablauf:

1 Legen Sie sich auf den Rücken und positionieren Sie beide Hände am Hinterkopf. Die Ellenbogen zeigen nach außen, und das Kinn ist eine Faust breit vom Brustbein entfernt. Die Beine sind angewinkelt und hüftbreit geöffnet. Die Füße stehen flach auf dem Boden. Mit der Einatmung bereiten Sie sich auf die Übung vor.

2 Mit der Ausatmung aktivieren Sie Ihre Beckenbodenmuskulatur und ziehen Bauch und Sitzbeine per Muskelkraft intensiv nach innen. Rollen Sie Wirbel für Wirbel nach oben. Am höchsten Punkt angekommen, atmen Sie 5-mal kurz »f« durch den Mund aus und wippen dabei Ihren Oberkörper ein paar Zentimeter nach vorne-oben. Mit jeder Aufwärtsbewegung pumpen Sie mehr und mehr Luft aus Ihren Lungen heraus. Ziehen Sie bei jedem Mal Bauch und Beckenboden weiter nach innen.

3 Mit der Einatmung rollen Sie wieder zurück in die Ausgangsposition.

Wiederholung: 5- bis 10-mal.

Visualisierung:

Ihre Bauchmuskeln verhalten sich wie eine Ziehharmonika: Mit dem Hochrollen ziehen sich Ihre Bauchmuskeln

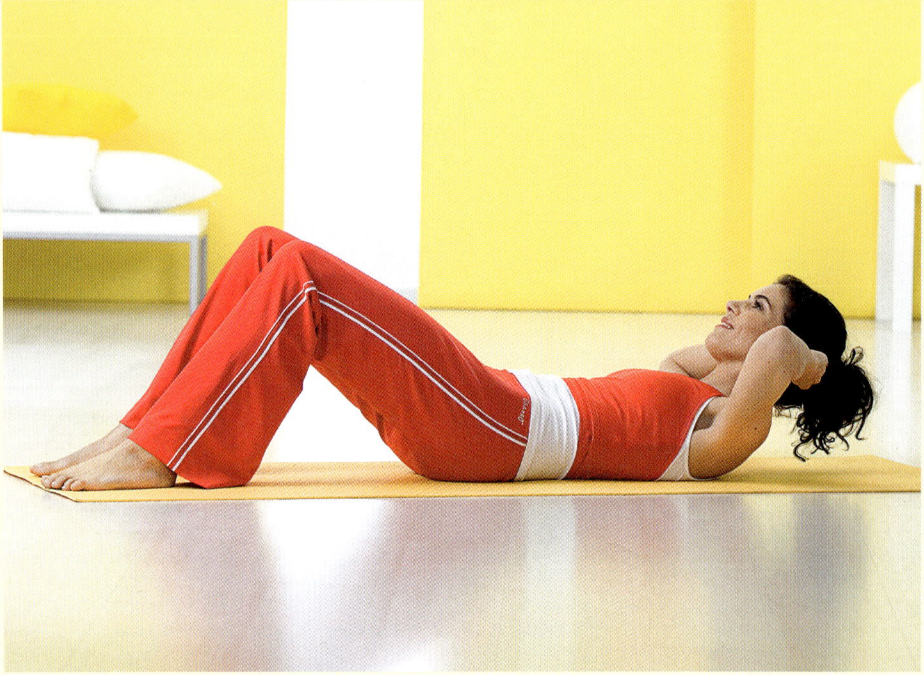

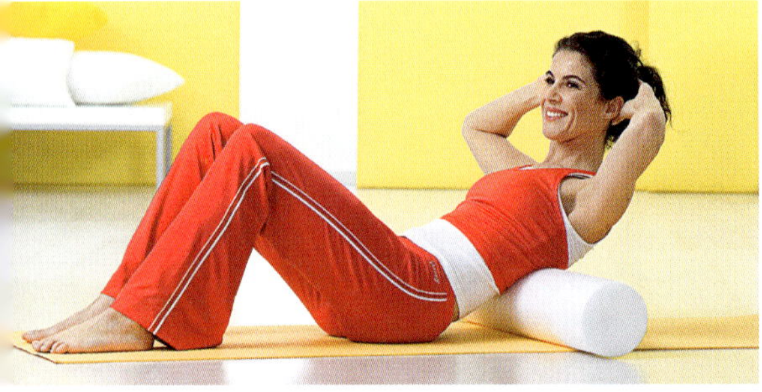

Achtung:

Das Ziel dieser Übung ist es, den Bauch während der Übung so flach wie möglich zu halten!

maximal zusammen und mit dem Abrollen ziehen sie sich wieder maximal auseinander.

- **Wirkung:**

Trainiert die tief liegende Bauch- sowie die untere Rückenmuskulatur, die für unsere Beckenstellung verantwortlich sind. Diese Übung wirkt wie ein Muskelkorsett rund um den Lendenwirbelsäulenbereich. Schützt vor ungewolltem Wasserlassen!

- **Variation:**

Zur Erleichterung legen Sie die Rolle unter Ihre Schulterblattspitzen.

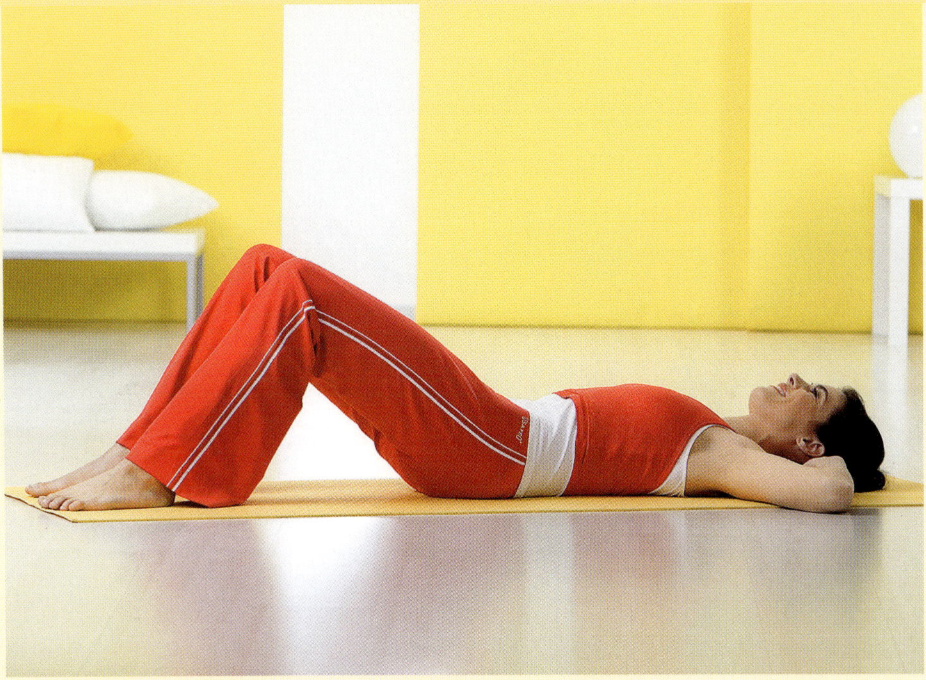

A – Übung 12 Diagonale Bauchpresse (Twist)

Übungsablauf:

1 Legen Sie sich auf den Rücken wie in der vorherigen Übung A 11 beschrieben. Mit der Einatmung konzentrieren Sie sich und bereiten sich auf die Übung vor.

2 Mit der Ausatmung aktivieren Sie Bauch- und Beckenbodenmuskulatur. Führen Sie gleichzeitig die rechte Schulter zur Außenseite des linken Kniegelenks. Kopf, Nacken und rechtes Schulterblatt heben vollständig vom Boden ab. Bleiben Sie kurz in dieser angespannten Position.

3 Mit der Einatmung kommen Sie in die Ausgangsposition zurück.

4 Mit der nächsten Ausatmung heben Sie die linke Schulter in Richtung Außenseite des rechten Kniegelenks. Wieder am höchsten Punkt kurz in der Spannung bleiben.

5 Mit der Einatmung kommen Sie in die Ausgangsposition zurück.

Wiederholung: 5- bis 10-mal pro Seite.

Achtung:

Das Ziel dieser Übung ist es, den Bauch während der Übung so flach wie möglich zu halten!

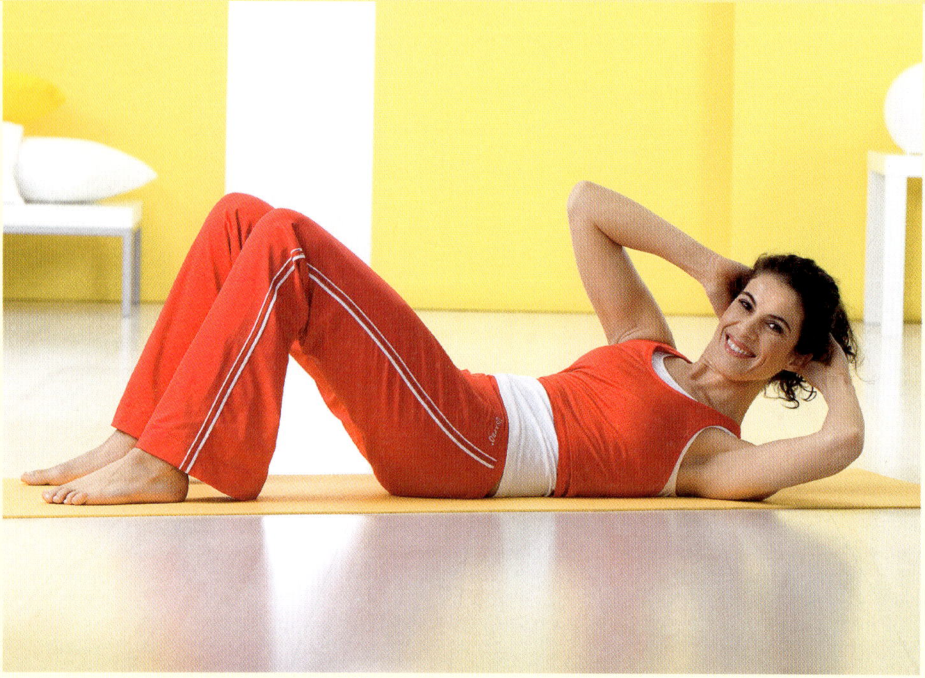

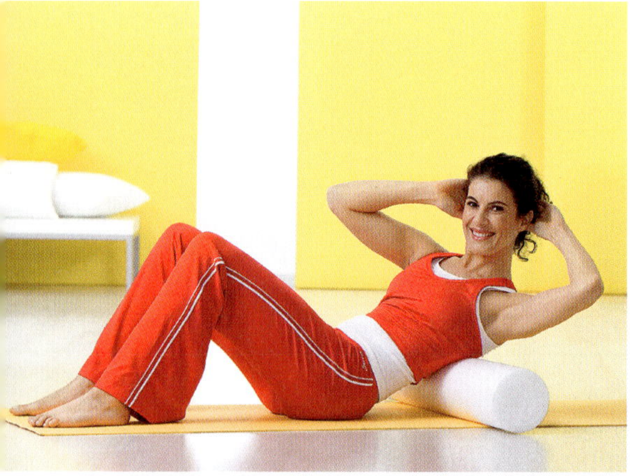

Visualisierung:
Ihre Bauchmuskeln folgen wieder dem Ziehharmonika-Prinzip: Hochrollen – die Muskeln ziehen sich maximal zusammen, Abrollen – Streckung.

Wirkung:
Macht eine schlanke Taille. Trainiert die schrägen Bauchmuskeln sowie die tief liegenden, unteren Rückenmuskeln. Beugt Rückenbeschwerden im Lendenwirbelsäulenbereich vor.

Variation:
Zur Erleichterung legen Sie die Rolle unter Ihre Schulterblattspitzen.

Übungsablauf:

1 Legen Sie sich auf den Rücken, die Arme ausgestreckt neben sich. Mit der Ausatmung aktivieren Sie Ihr Powerhouse und heben die Beine hüftbreit geöffnet im 90°-Winkel. Mit der Einatmung bereiten Sie sich auf die Übung vor.

2 Mit der Ausatmung aktivieren Sie Ihre Beckenbodenmuskulatur, ziehen den Bauch intensiv nach innen und heben gleichzeitig Kopf, Schultern und Oberkörper in eine C-Kurve nach oben an. Die Arme schweben angespannt über dem Boden.

3 Mit der nächsten Einatmung (5-mal kurz durch die Nase Luft holen) pumpen Sie die Arme 5-mal auf und ab.

4 Mit der nächsten Ausatmung (5-mal kurz durch den Mund »f« ausatmen) pumpen Sie die Arme wieder 5-mal. In die Ausgangsposition zurückkehren.

Wiederholung: 5 bis 10 Atemzyklen, bis Sie 50 bis 100 Pumpbewegungen geschafft haben.

- **Visualisierung:**

Ihre Lungen sind wie ein Blasebalg, der sich mit der Einatmung aufbläst und mit der Ausatmung entleert.

- **Wirkung:**

Aktiviert die tiefste Schicht der Bauch- und Rückenmuskeln. Kräftigt das Muskelkorsett rund um den Lendenwirbelsäulenbereich und schützt vor Inkontinenz!

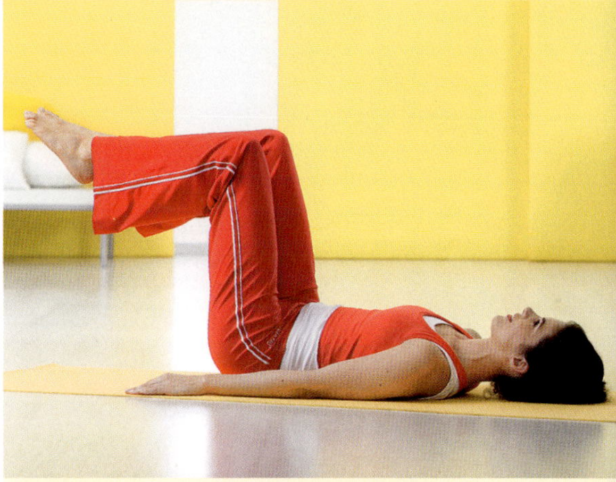

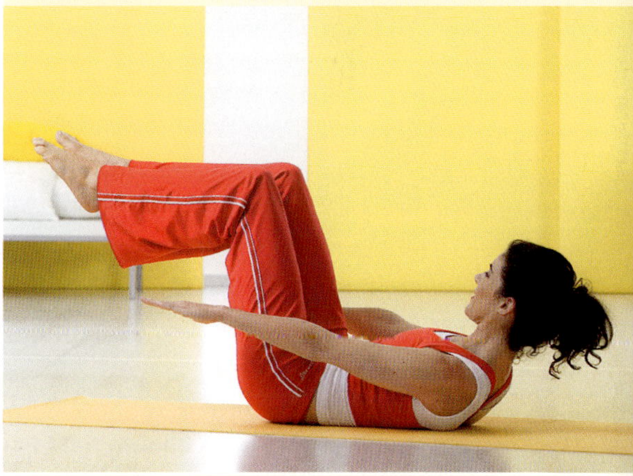

A – Übung 13
Die Hundert (The Hundred)

Achtung:

Das Ziel dieser Übung ist es, den Bauch während der Übung so flach wie möglich zu halten.

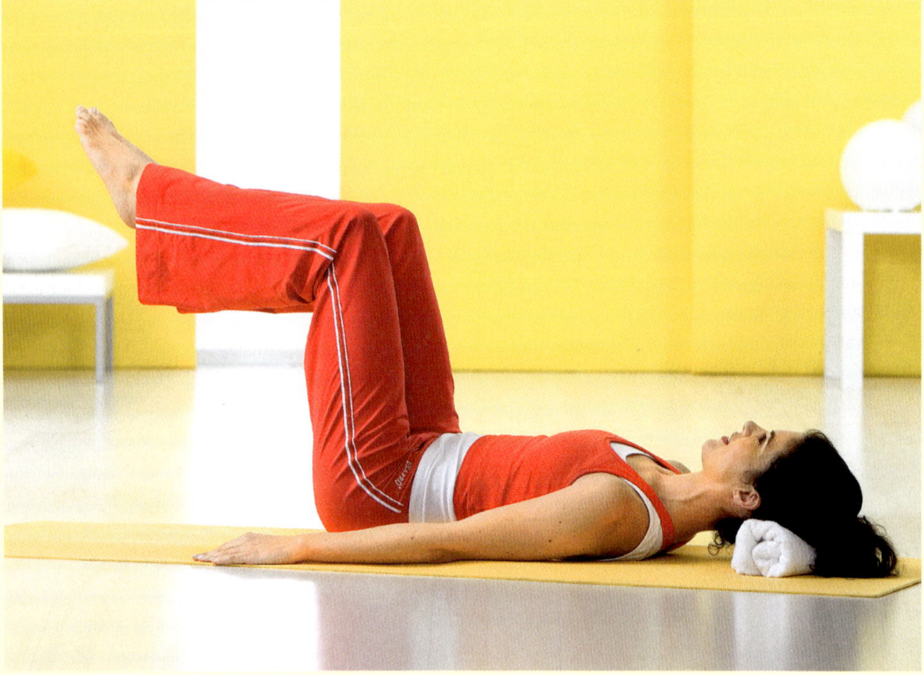

A – Übung 14 Tischplatte (Table Top)

Übungsablauf:

1 Nehmen Sie die Rückenlage ein, so wie in der vorherigen Übung A 13 beschrieben. Mit der Einatmung bereiten Sie sich auf die Übung vor.

2 Mit der nächsten Ausatmung aktivieren Sie Beckenboden- und Bauchmuskulatur. Senken Sie, weiterhin mit der Ausatmung, das linke Bein Richtung Boden ab. Tippen Sie mit Ihren Zehenspitzen kurz auf den Boden. Der rechte Winkel zwischen Unter- und Oberschenkel bleibt erhalten.

3 Mit der Einatmung führen Sie das Bein wieder in die Ausgangsposition zurück.

4 Senken Sie mit der nächsten Ausatmung das rechte Bein und tippen Sie wieder kurz auf den Boden. Atmen Sie ein und ziehen Sie das rechte Bein zurück.

Wiederholung: 5- bis 10-mal pro Seite.

Achtung:

Bei Nackenbeschwerden legen Sie sich ein zusammengerolltes Handtuch unter den Kopf. Das Ziel dieser Übung ist es, den Bauch während der Übung so flach wie möglich zu halten!

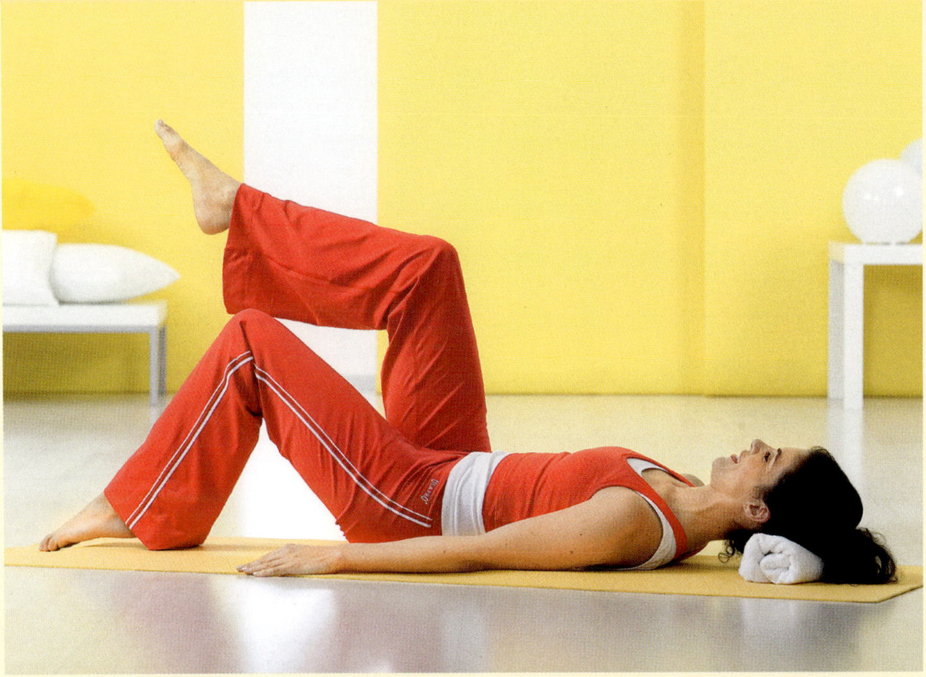

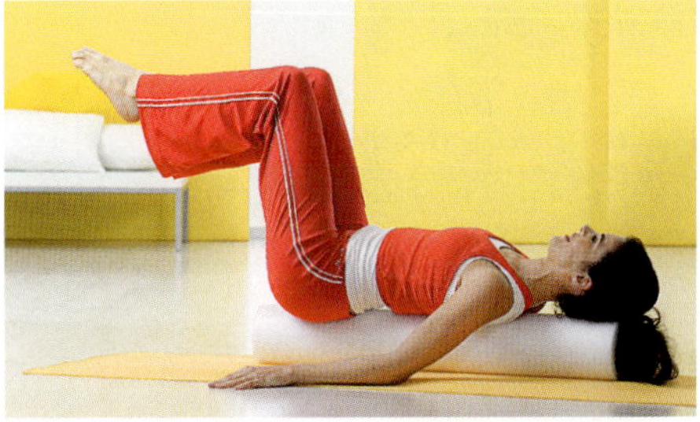

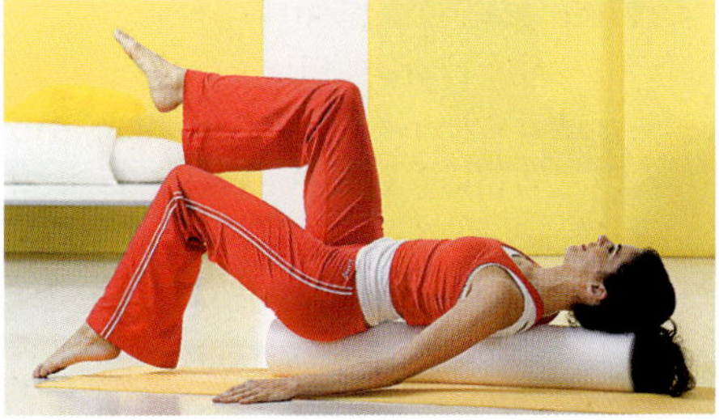

■ **Visualisierung:**
Ihr Rumpf ist einzementiert, und Sie bauen mit Ihren Unterschenkeln eine Tischplatte.

■ **Wirkung:**
Aktiviert die tiefste Schicht der Bauch- und Rückenmuskeln. Trainiert die Oberschenkel und fördert die Balance.

■ **Variation:**
Zur Intensivierung legen Sie sich längs auf die Rolle.

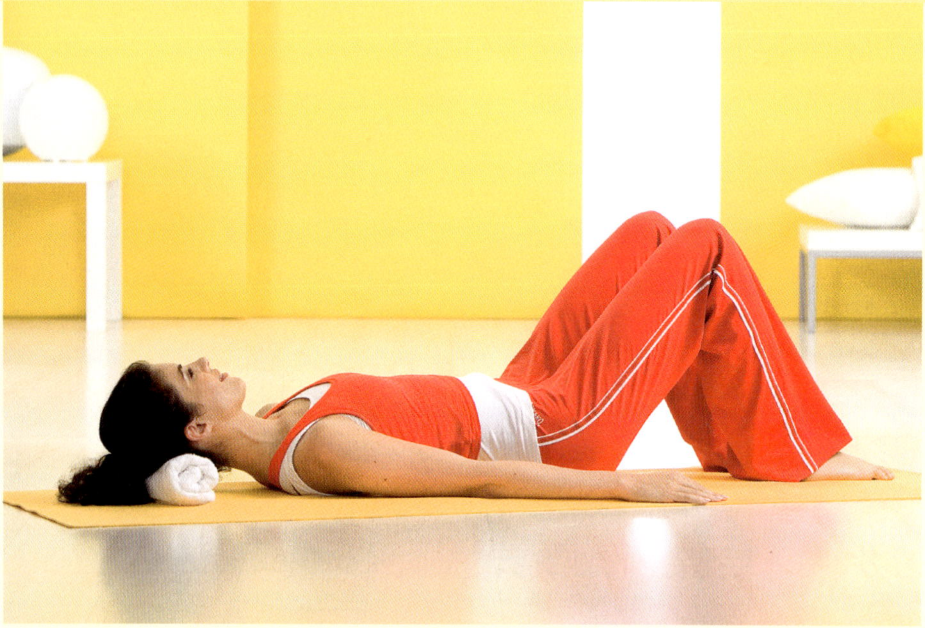

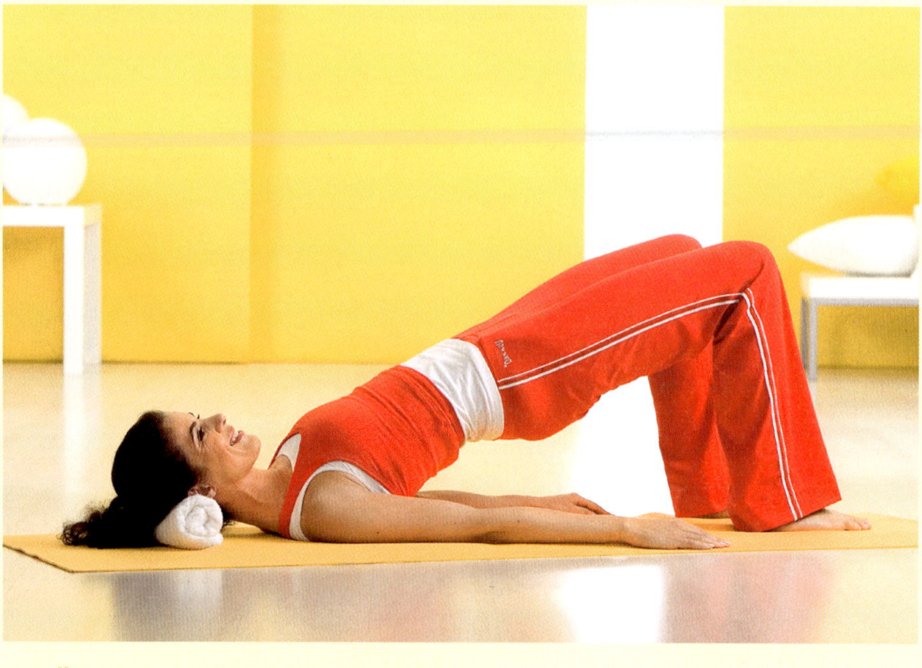

A – Übung 15 Die Brücke (The Bridge)

Übungsablauf:

1 Nehmen Sie die Rückenlage ein und winkeln Sie die hüftbreit geöffneten Beine an. Die Füße stehen parallel zueinander und flach auf der Matte. Legen Sie Ihre Arme neben sich – die Handflächen zeigen nach unten. Stellen Sie sich die Arme nur als »Dekoration« vor; die Kraft kommt aus dem Powerhouse. Mit der Einatmung bereiten Sie sich auf die Übung vor.

2 Mit der Ausatmung aktivieren Sie Bauch-, Beckenboden- und Pomuskulatur. Heben Sie gleichzeitig das Becken hoch: Ausgehend vom Steißbein rollen Sie den gesamten Rücken Wirbel für Wirbel vom Boden, bis nur noch die Schulterblätter aufliegen.

3 Atmen Sie ein! Halten Sie die Brücke unter maximaler Körperspannung ein paar Sekunden.

4 Mit der nächsten Ausatmung rollen Sie langsam und konzentriert in die Ausgangsposition zurück.

Wiederholung: 5- bis 10-mal.

Visualisierung:
Sie bauen mit Ihrem Körper eine stabile Brücke.

Wirkung:
Trainiert Po, vordere, hintere und innere Oberschenkel sowie die unteren Rückenmuskeln. Macht die Wirbelsäule beweglich.

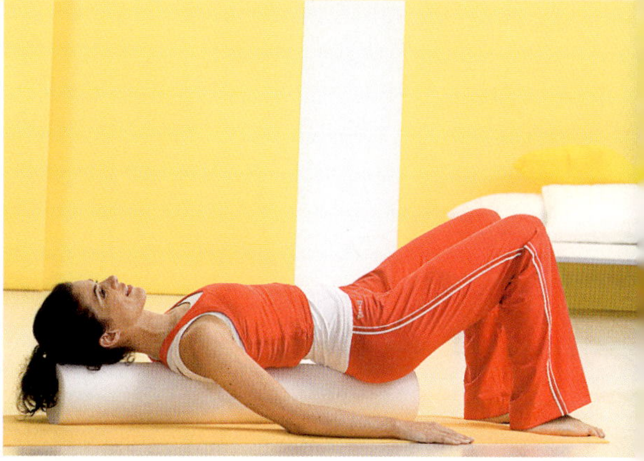

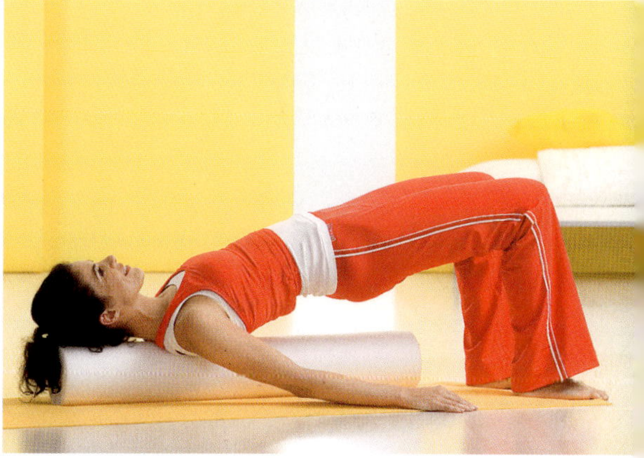

Variation:
Zur Intensivierung legen Sie sich längs auf die Rolle.

Achtung:
Die Kraft kommt aus Bauch, Beinen und Po!
Bei Nackenbeschwerden legen Sie sich ein zusammengerolltes Handtuch unter den Kopf.

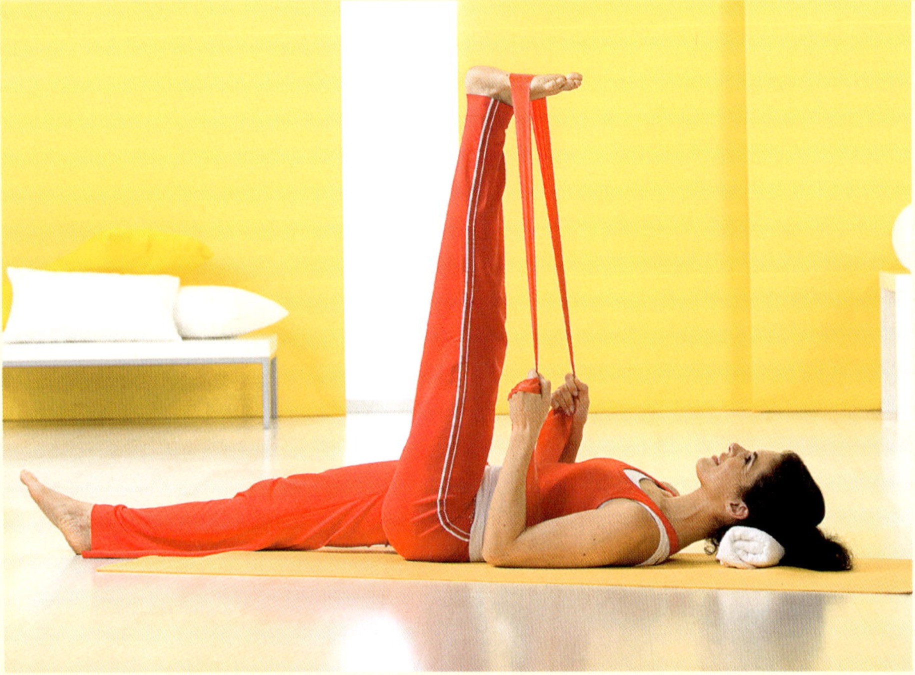

A – Übung 16 Einfache Beinkreise (Single Leg Circles)

Übungsablauf:

1 Legen Sie sich mit ausgestreckten Beinen auf den Rücken, ein Handtuch im Nacken. Die Arme liegen neben Ihrem Körper. Ziehen Sie Ihr linkes Bein zu sich heran und legen Sie das Gummiband (alternativ: eine feste Strumpfhose) so unter den Fußballen, dass Sie zwei gleich lange Enden festhalten. Strecken Sie das linke Bein möglichst senkrecht nach oben aus, während Sie das rechte auf dem Boden liegen lassen.

2 Halten Sie das Band so fest, dass Sie Ihre Arme ganz nach oben ausstrecken können. Wickeln Sie es – je nach Länge – eventuell noch einmal um die Hände. Das Band sollte merklich unter Spannung stehen. Ziehen Sie es zu sich heran, bis Ihre Oberarme auf dem Boden ruhen.

3 Mit dem Einatmen beginnen Sie, mit dem oberen Bein einen Kreis zu malen, mit dem Ausatmen schließen Sie ihn. Halten Sie dabei Ihr Becken fixiert und die Halswirbelsäule lang. Der Bauchnabel bleibt innen und die Beckenbodenmuskulatur aktiv. Pressen Sie während der Übung Schultern, Nacken und Arme auf den Boden. Immer abwechselnd einmal mit und einmal gegen den Uhrzeigersinn drehen.

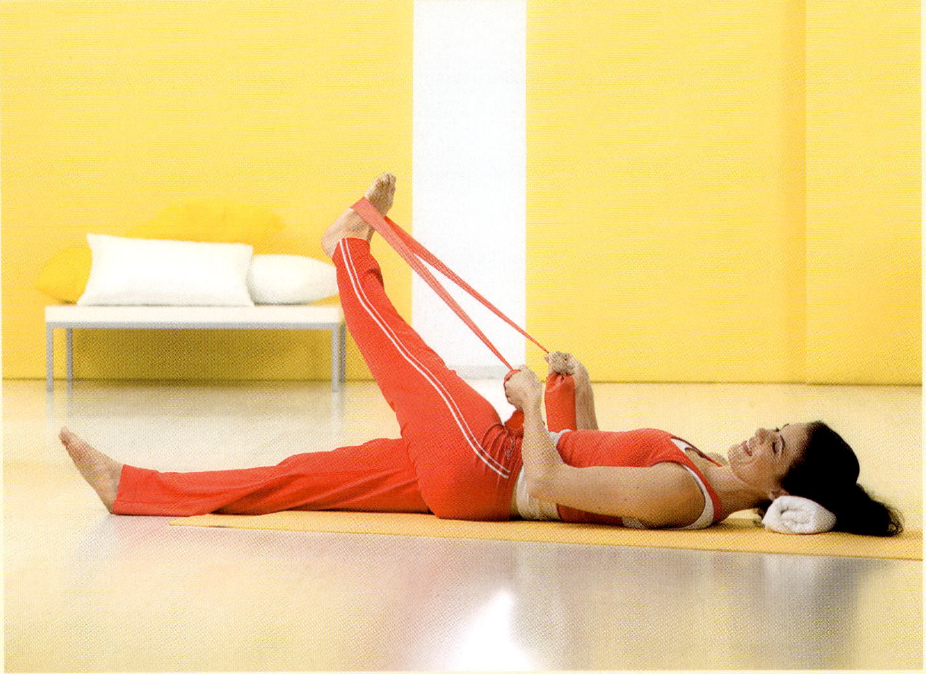

Wiederholung: 5- bis 10-mal pro Seite.

- **Visualisierung:**
  Mit Ihrem großen Zeh malen Sie große Kreise in die Luft.

- **Wirkung:**
  Trainiert die Bauchmuskeln. Stabilisiert die Muskulatur rund um den Beckengürtel. Strafft und dehnt gleichzeitig die Oberschenkel vorn, hinten, innen und außen.

- **Variation:**
  Zur Intensivierung lassen Sie das Gummiband weg.

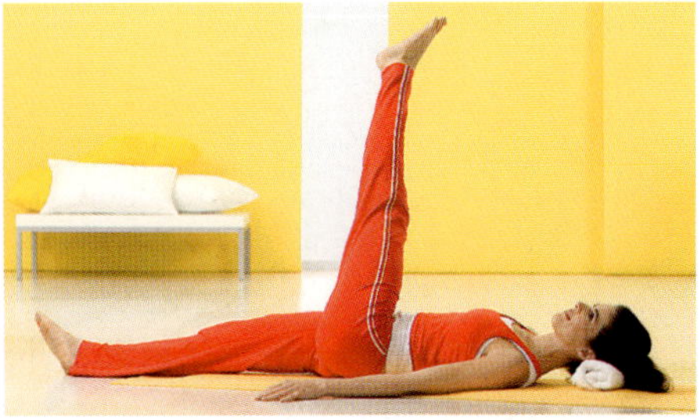

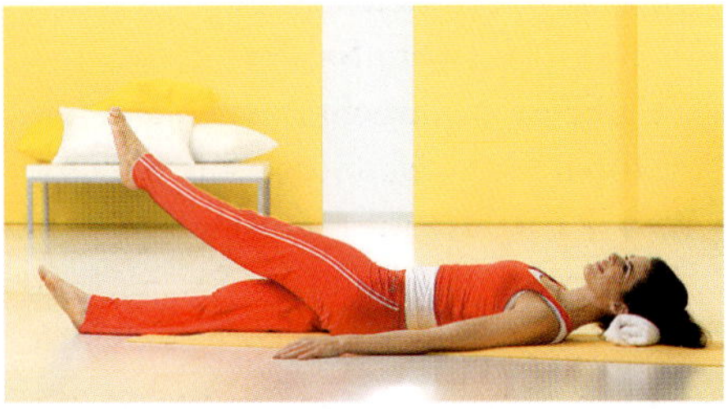

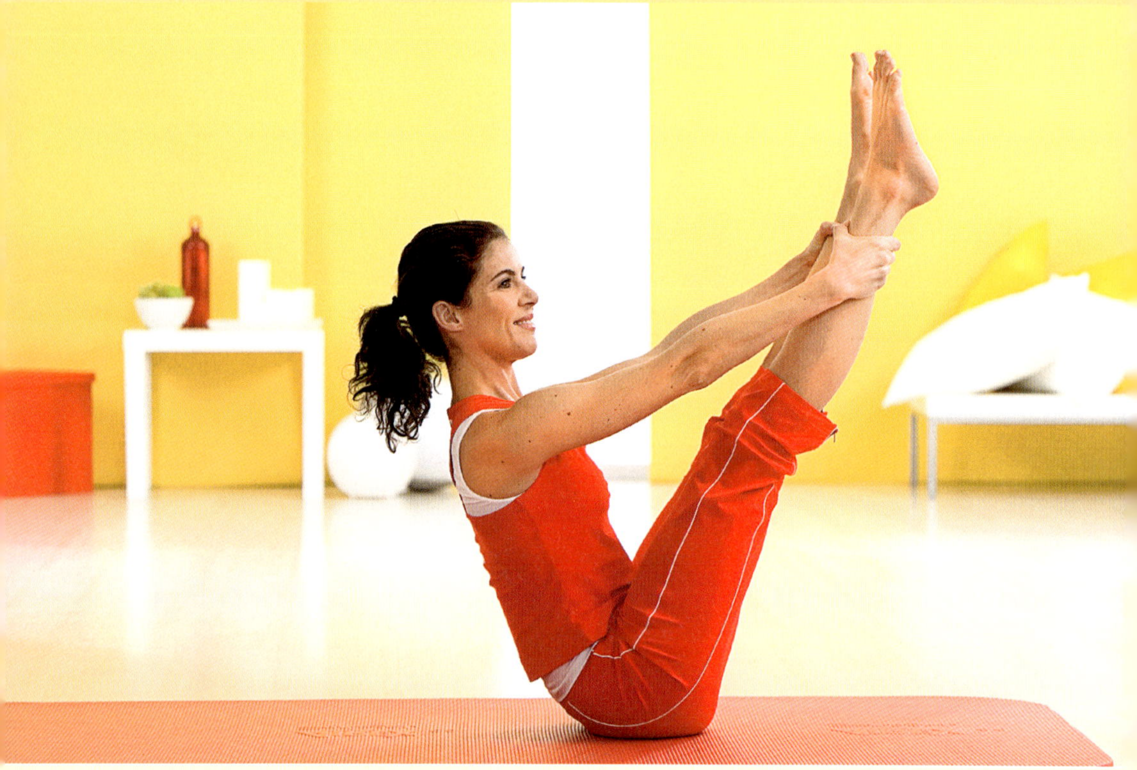

Mittelschwere Übungen

Für das Mittelstufenprogramm brauchen Sie inklusive Aufwärmen und Dehnen bzw. Entspannen etwa 60 Minuten. Lassen Sie sich von der Dauer nicht abschrecken – der Weg ist bekanntlich das Ziel! Tipps und Variationen intensivieren oder erleichtern die jeweiligen Übungen und berücksichtigen somit Ihre physischen Stärken und Schwächen. Bitte behalten Sie auch hier so lange den Mittelstufen-Level bei, bis Sie die Übungsabläufe kennen und sich vollkommen wohl damit fühlen.

Übungsablauf:

1 Setzen Sie sich auf die Matte und ziehen Sie Ihre Beine zur Brust. Greifen Sie von oben durch Ihr Bein-Dreieck hindurch und umfassen Sie Ihre Fußgelenke von außen. Die Fußinnenkanten berühren sich. Finden Sie Ihre Balance und heben Sie die Füße ein wenig an. Atmen Sie zur Übungsvorbereitung ein.

2 Mit der Ausatmung aktivieren Sie Ihr Powerhouse. Mit der darauf folgenden Einatmung rollen Sie sich Wirbel für Wirbel auf den Rücken ab. Rollen Sie maximal bis auf Höhe der Schulterblätter und schlagen Sie die Fersen 3-mal leicht gegeneinander.

3 Mit der Ausatmung rollen Sie zurück in die Ausgangsposition und schlagen die Fersen wieder 3-mal gegeneinander. Das Geheimnis der Übung ist der Einsatz Ihres Powerhouses und die damit verbundene Kontrolle über die Beckenkippung.

Wiederholung: 5- bis 10-mal.

Visualisierung:
Sie sind ein Ball, der leicht hin- und herrollt.

Wirkung:
Trainiert die Bauch- sowie die Beckenbodenmuskulatur. Massiert den Rücken. Fördert darüber hinaus die Beweglichkeit des Beckens und der Wirbelsäule sowie die Balance und Kontrolle über den Körper.

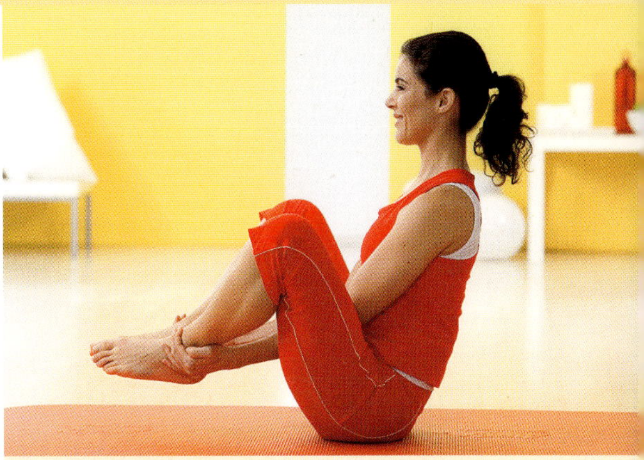

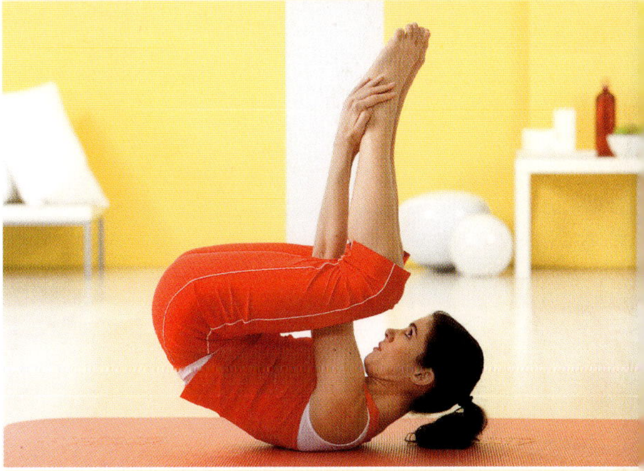

B – Übung 1
Der Seehund (The Seal)

Achtung:
Bei Rücken- und/oder Nackenbeschwerden verzichten Sie bitte auf diese Übung. Wählen Sie alternativ Übung A 9 (Beckenkippung).

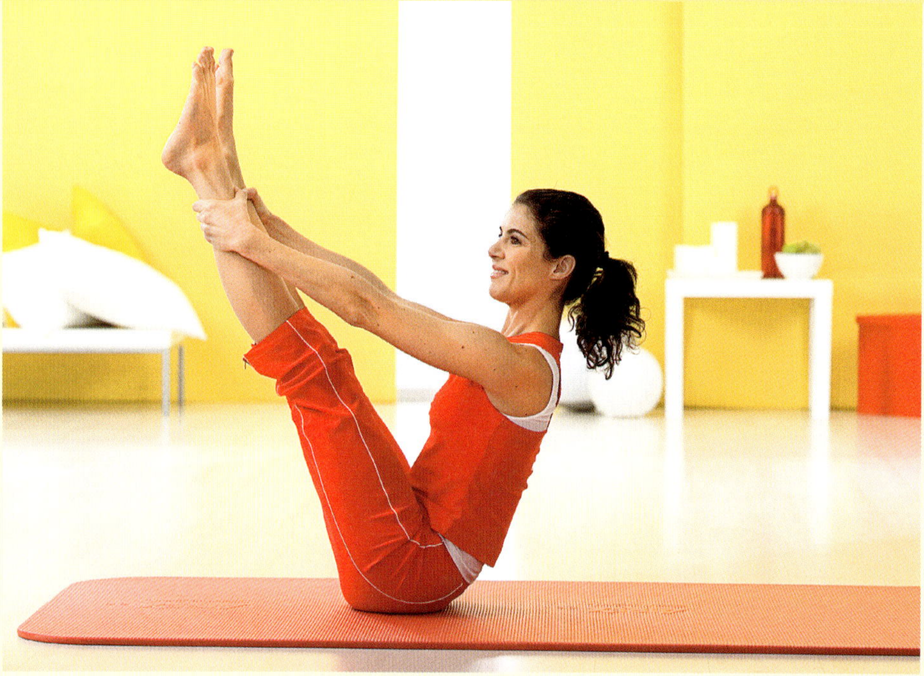

B – Übung 2 Die Wiege (Open Leg Rocker)

Übungsablauf:

1 Setzen Sie sich auf die Matte, ziehen Sie Ihre Beine zur Brust und umfassen Sie Ihre Fußgelenke von außen. Ihre Fußinnenkanten berühren sich. Finden Sie Ihre Balance und heben Sie die Füße ein wenig an. Ziehen Sie bewusst die Schultern nach unten und innen und den Nabel zur Wirbelsäule. Atmen Sie zur Vorbereitung ein.

2 Atmen Sie aus und führen Sie Ihre hüftbreit geöffneten Beine nacheinander so gestreckt wie möglich in die Senkrechte. Richten Sie Ihr Brustbein auf und halten Sie den Rücken gerade.

3 Mit der Einatmung rollen Sie nach hinten bis auf Höhe der Schulterblätter ab, während Sie Ihre Fußgelenke stets umfassen und Ihre Arme gestreckt halten.

4 Mit der Ausatmung aktivieren Sie Ihr Powerhouse und rollen in die Ausgangsposition zurück. Die Füße bleiben stets in der Luft, Kopf und Nacken auch!

Wiederholung: 3- bis 6-mal.

■ **Visualisierung:**

Sie schaukeln Ihren Körper harmonisch hin und her. Stellen Sie sich ein Baby in der Wiege vor.

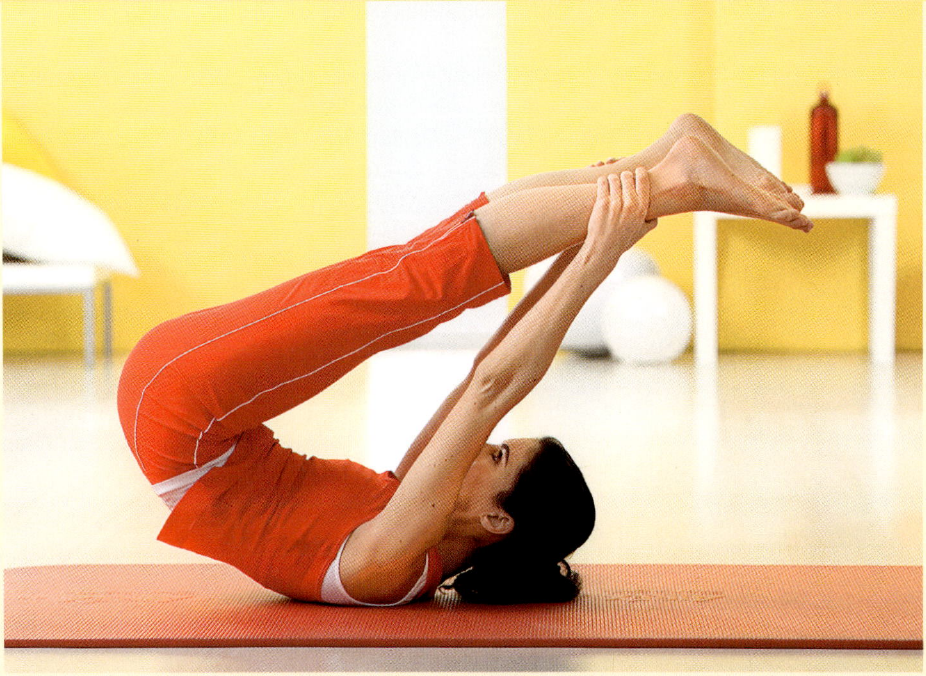

- **Wirkung:**
  Trainiert die Bauch- und Beckenbodenmuskulatur und massiert gleichzeitig den Rücken. Steigert die Beweglichkeit von Becken und Wirbelsäule. Dehnt die Beinrückseiten. Fördert allgemein die Balance und Kontrolle über den Körper.

- **Variation:**
  Erlaubt Ihr Körper diese intensive Beinstreckung nicht, winkeln Sie die Beine an: Lassen Sie die Unterschenkel hängen und halten Sie sich locker mit beiden Händen in den Kniekehlen fest.

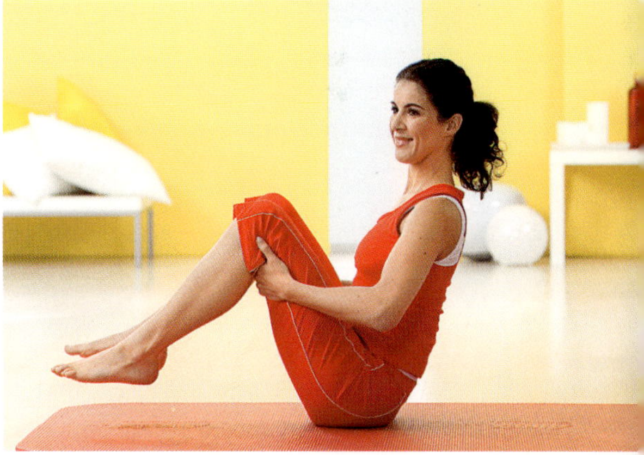

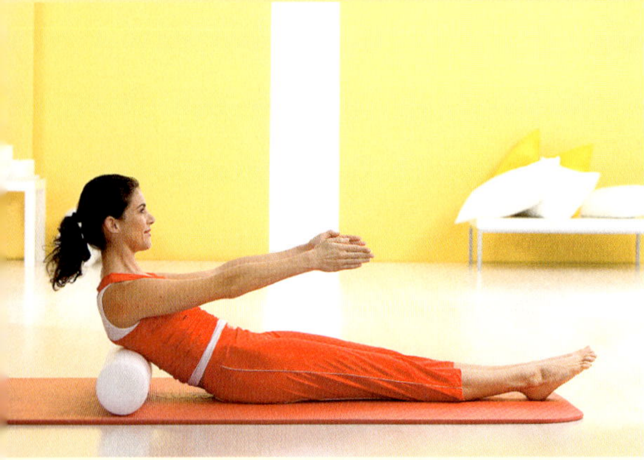

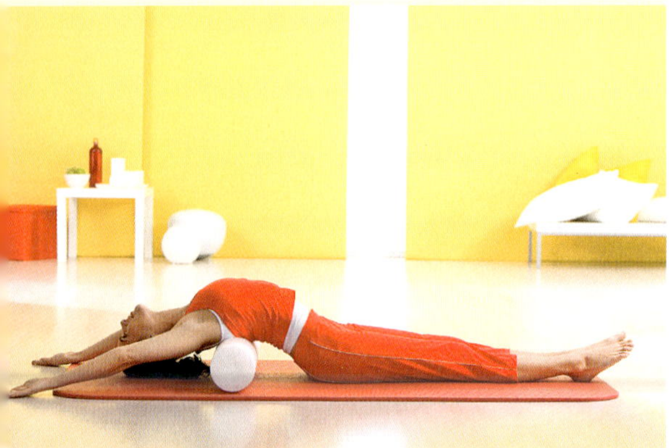

B – Übung 3
Oberkörper-Öffnung mit Rolle (Hyperextension)

Achtung:

Beachten Sie Ihr Körperkonzept: Neigen Sie Ihren Oberkörper nur so weit, wie es Ihnen angenehm ist, nach hinten! Die Übung soll keine Schmerzen verursachen!

Übungsablauf:

1 Legen Sie die Rolle längs unter Ihre Schulterblattspitzen, also etwa auf die Mitte Ihres Rückens. Lehnen Sie sich nur leicht gegen die Rolle, sodass Sie beide Schulterblätter noch frei bewegen können. Beide Beine sind hüftbreit bis in die Zehenspitzen ausgestreckt. Ziehen Sie den Bauch nach innen und führen Sie Ihre Arme auf Schulterhöhe nach vorn.

2 Mit der Einatmung legen Sie Ihren Oberkörper Wirbel für Wirbel nach hinten über die Rolle. Gleichzeitig führen Sie Ihre Arme V-förmig über den Kopf. Im Idealfall können Sie Kopf und Hände mit der Oberkörper-Extension nach hinten ablegen. Lassen Sie dabei Schultern und Nacken ganz entspannt.

3 Mit der Ausatmung rollen Sie sich konzentriert wieder in die Ausgangsposition zurück.

Wiederholung: 3- bis 5-mal.

- **Visualisierung:**

Sie bauen eine kleine Körperbrücke über die Rolle und verlängern sich.

- **Wirkung:**

Dehnt und kräftigt die Bauch- und Rückenmuskeln. Öffnet den Brustkorb. Fördert die Beweglichkeit.

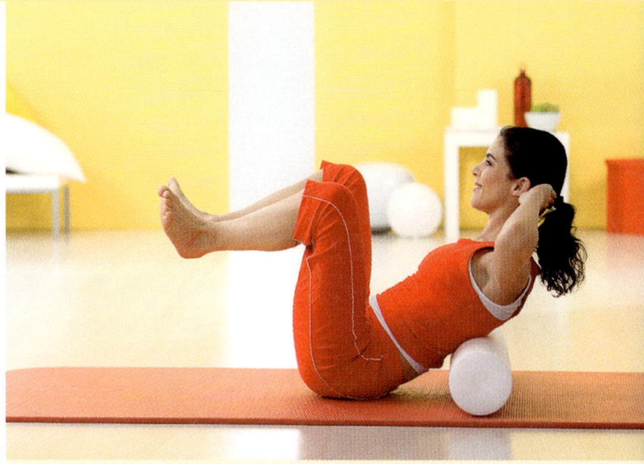

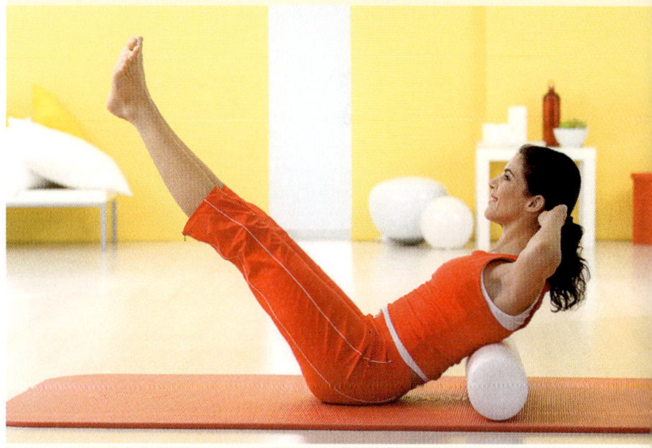

B – Übung 4
Doppelte Beinpresse (Double Leg Press)

Übungsablauf:

1 Legen Sie die Rolle längs unter Ihre Schulterblattspitzen und lehnen Sie sich leicht dagegen.

2 Ziehen Sie mit der Ausatmung ein Bein nach dem anderen zur Brust. Senken Sie Ihre Oberschenkel nach außen, öffnen Sie Ihre Füße V-förmig. Die Fußkanten berühren sich. Den Hinterkopf mit den Händen abstützen, Ellenbogen nach außen. Lassen Sie den Hals lang, die Schultern unten und innen. Po fest anspannen und Bauch nach innen ziehen. Atmen Sie zur Vorbereitung ein.

3 Mit der Ausatmung pressen Sie Ihre Beine in die Diagonale von sich weg. Halten Sie kurz die Spannung. Kommen Sie mit der Einatmung in die Ausgangsposition zurück.

Wiederholung: 5- bis 10-mal.

- **Visualisierung:**
  Sie schieben mit Ihren Füßen einen schweren Gegenstand von sich weg.

- **Wirkung:**
  Kräftigt und streckt die Beine. Trainiert intensiv Bauch und Po sowie das Muskelkorsett rund um die Wirbelsäule herum.

- **Variation:**
  Zur Vereinfachung lassen Sie die Beine leicht gebeugt.
  Zur Intensivierung lassen Sie die Rolle weg.

Achtung:

Verlängern Sie Ihren Oberkörper von der Taille ausgehend und halten Sie Ihren Rücken gerade. Die Hals-Nacken-Partie bleibt lang und entspannt.

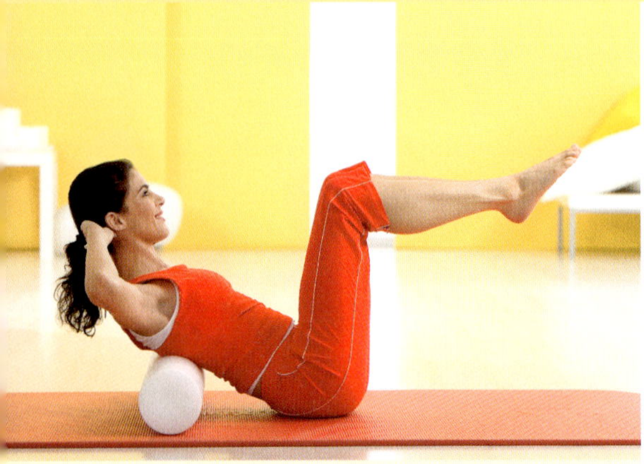

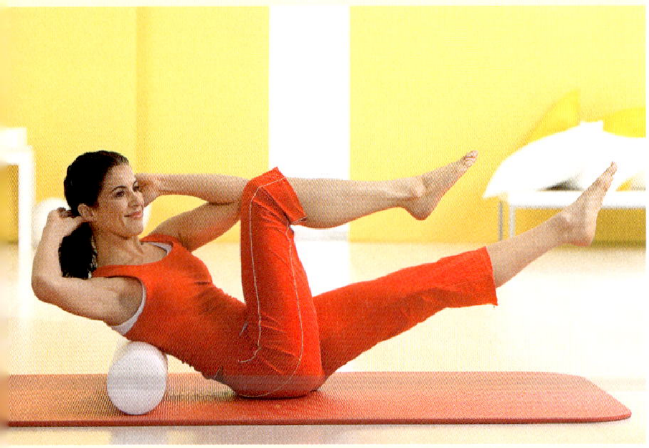

B – Übung 5
Über Kreuz (Criss Cross)

Achtung:

Die Kraft kommt in erster Linie aus dem Powerhouse! Nacken- und Schultermuskulatur bleiben entspannt.

Übungsablauf:

1 Legen Sie die Rolle längs unter Ihre Schulterblattspitzen und lehnen Sie sich leicht dagegen. Winkeln Sie die hüftbreit geöffneten Beine an und stellen Sie Ihre Füße etwa drei Hände breit vom Gesäß entfernt fest auf den Boden. Stützen Sie mit beiden Händen Ihren Hinterkopf ab. Die Ellenbogen zeigen nach außen, das Kinn ist eine Faust breit vom Brustbein entfernt. Mit der Ausatmung heben Sie die Beine ab und bilden mit ihnen einen 90°-Winkel.

2 Mit der nächsten Einatmung strecken Sie das linke Bein ca. 30 cm über dem Boden aus, während Sie gleichzeitig Ihren Rumpf zur Gegenseite (nach rechts) drehen und den linken Ellenbogen zur Außenseite des rechten Kniegelenks führen. Seitenwechsel.

Wiederholung: 5- bis 10-mal pro Seite.

- **Visualisierung:**
  Mit Ihren Füßen schieben Sie einen Gegenstand von sich weg, während Ihr Rumpf gleichzeitig zu den Knien gezogen wird.

- **Wirkung:**
  Kräftigt die schrägen Bauchmuskeln.

- **Variation:**
  Zur Übungserleichterung lassen Sie Ihre Füße fest auf dem Boden stehen. Zur Intensivierung lassen Sie die Rolle einfach weg.

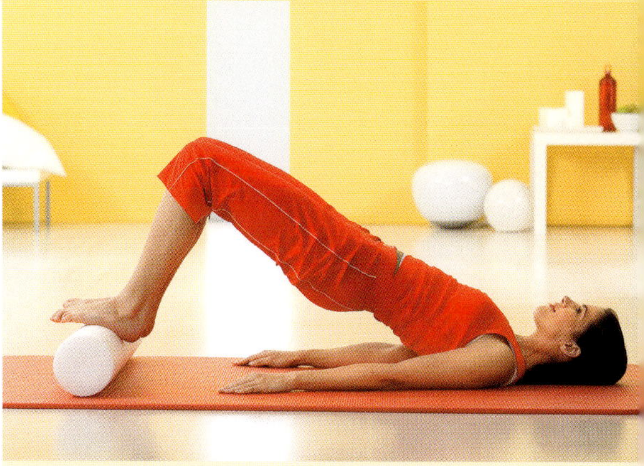

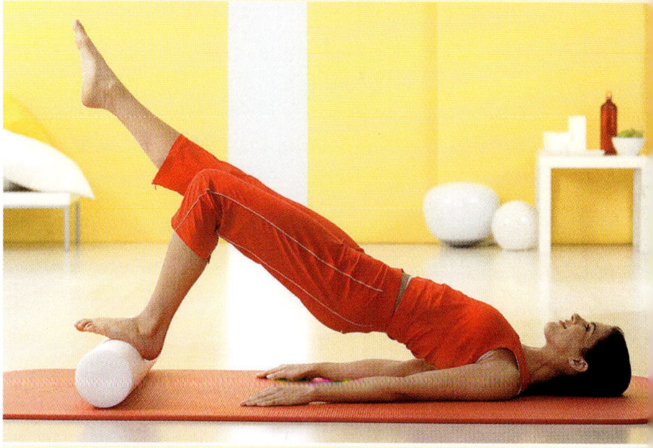

B – Übung 6

Die Brücke mit Rolle (Bridging)

Übungsablauf:

1 Legen Sie sich auf den Rücken wie in Übung A 15 (Die Brücke) aus dem Basisprogramm beschrieben.

1 Stellen Sie beide Füße auf die Rolle. Die Beine bilden etwa einen 90°-Winkel. Die Fußgelenke stehen auf einer Ebene mit den Kniegelenken. Atmen Sie zur Vorbereitung ein.

2 Mit der Ausatmung aktivieren Sie Ihr Powerhouse und rollen sich ausgehend vom Steißbein Wirbel für Wirbel hoch, bis nur noch die Schulterblätter aufliegen. Ihr Po ist fest angespannt. Atmen Sie ein und halten Sie die Spannung einen Moment.

3 Mit der folgenden Ausatmung strecken Sie Ihr rechtes Bein auf Hüfthöhe aus.

4 Mit der Einatmung senken Sie das Bein wieder ab. Seitenwechsel. Rollen Sie in die Ausgangsposition zurück.

Wiederholung: 5- bis 10-mal pro Seite.

- **Visualisierung:**
  Sie bauen mit Ihrem Körper eine stabile Brücke.

- **Wirkung:**
  Trainiert Po, vordere, hintere und innere Oberschenkelmuskeln sowie die unteren Rückenmuskeln. Macht die Wirbelsäule beweglich.

- **Variation:**
  Zur Übungserleichterung lassen Sie die Rolle weg.

Achtung:

Oberkörper und gestrecktes Bein ergeben eine Diagonale! Bei Nackenbeschwerden legen Sie sich eine Handtuchrolle unter den Kopf.

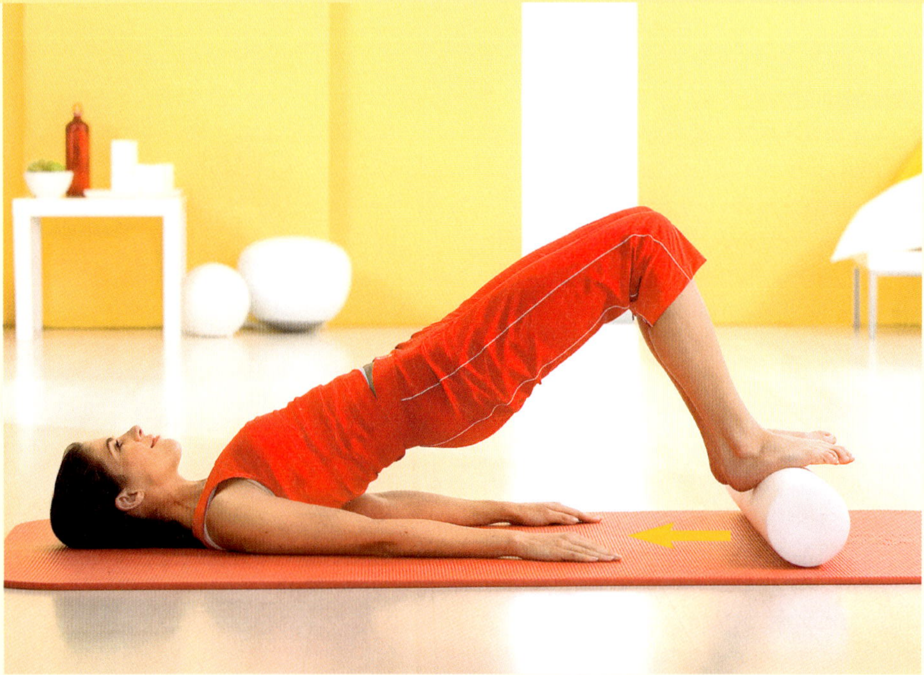

B – Übung 7 Beinrückseite mit Rolle (Hamstrings)

Übungsablauf:

1 Nehmen Sie die Rückenlage ein. Winkeln Sie die Beine an und legen Sie die Rolle unter beide Füße, so wie in der vorherigen Übung B 6 beschrieben. Mit der Einatmung bereiten Sie sich auf die Übung vor.

2 Mit der Ausatmung ziehen Sie Bauch, Sitzbeine und Po fest zusammen. Rollen Sie Ihre Füße ein paar Zentimeter zu sich heran. Halten Sie die Spannung einen Moment und atmen Sie ein. Mit der folgenden Ausatmung kehren Sie wieder in die Ausgangsposition zurück.

Wiederholung: 5- bis 10-mal.

Visualisierung:

Unter Ihren Füßen halten Sie ein riesiges Nudelholz, mit dem Sie gleichmäßig Ihren Kuchenteig ausrollen.

Wirkung:

Trainiert die hintere Oberschenkelmuskulatur, den unteren Rücken und den Po.

Achtung:

Bei Nackenbeschwerden legen Sie sich ein zusammengerolltes Handtuch unter den Kopf.

Übungsablauf:

1 Legen Sie Ihr Kreuzbein (nicht das Steißbein!) auf die Rolle. Halten Sie sich mit beiden Händen an den Enden der Rolle fest. Legen Sie sich gegebenenfalls ein zusammengerolltes Handtuch unter Ihren Oberkopf. Die Hals-Nacken-Partie bleibt lang, die Schultern ganz entspannt und locker.

2 Mit der Ausatmung bringen Sie ein Bein nach dem anderen gestreckt in die Senkrechte. Schließen Sie Ihre Beine und strecken Sie die Fußspitzen nach oben.

3 Mit der Einatmung öffnen Sie Ihre Beine wie eine Schere (linkes Bein vor, rechtes zurück). Mit der folgenden Ausatmung führen Sie den nächsten Scherenschlag aus (rechtes Bein vor, linkes zurück). Beide Beine wieder absenken.

Wiederholung: 5- bis 8-mal.

- **Visualisierung:**
  Ihre Beine öffnen und schließen sich wie eine Schere in Zeitlupe.

- **Wirkung:**
  Dehnt und kräftigt die Beinmuskeln, kräftigt das Powerhouse. Fördert die Balance, Beweglichkeit und Konzentration.

- **Variation:**
  Zur Übungserleichterung lassen Sie die Rolle weg!

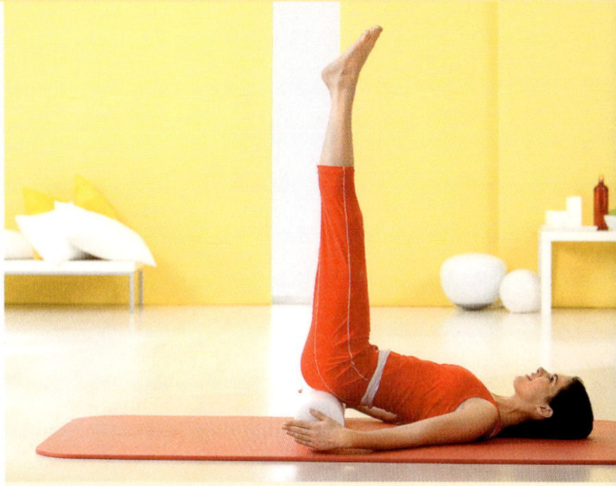

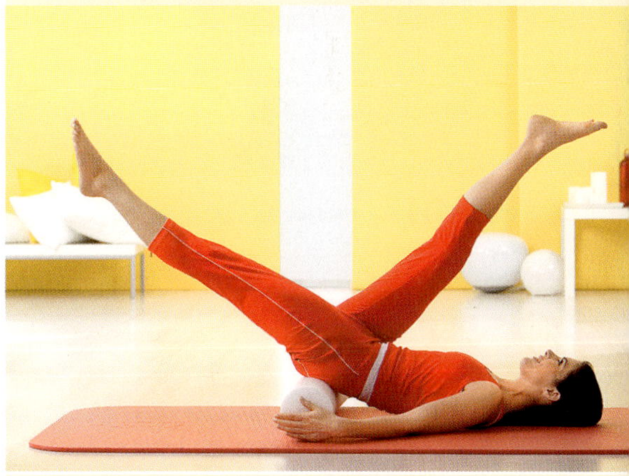

B – Übung 8
Beinschere in Rückenlage (Scissors)

Achtung:

Lassen Sie unbedingt Ihren Hals lang und achten Sie darauf, das Becken zu fixieren und es nicht zu verdrehen.

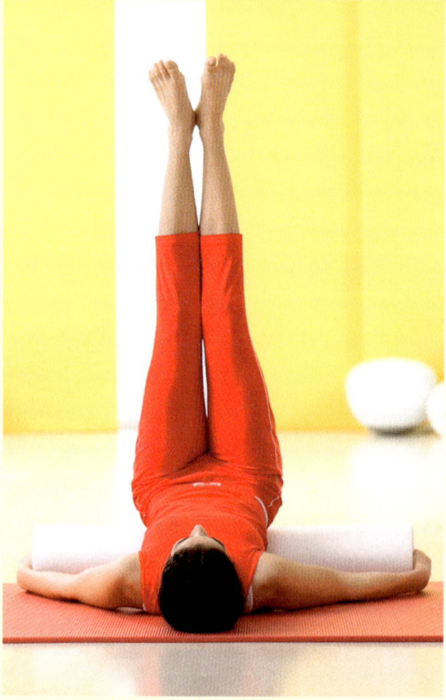

B – Übung 9

Grätsche in Rückenlage mit Rolle (Slide Tackle)

Achtung:

Beachten Sie wieder Ihr Körperkonzept: Dehnungsgrenze unbedingt akzeptieren! Die Übung soll keine Schmerzen verursachen.

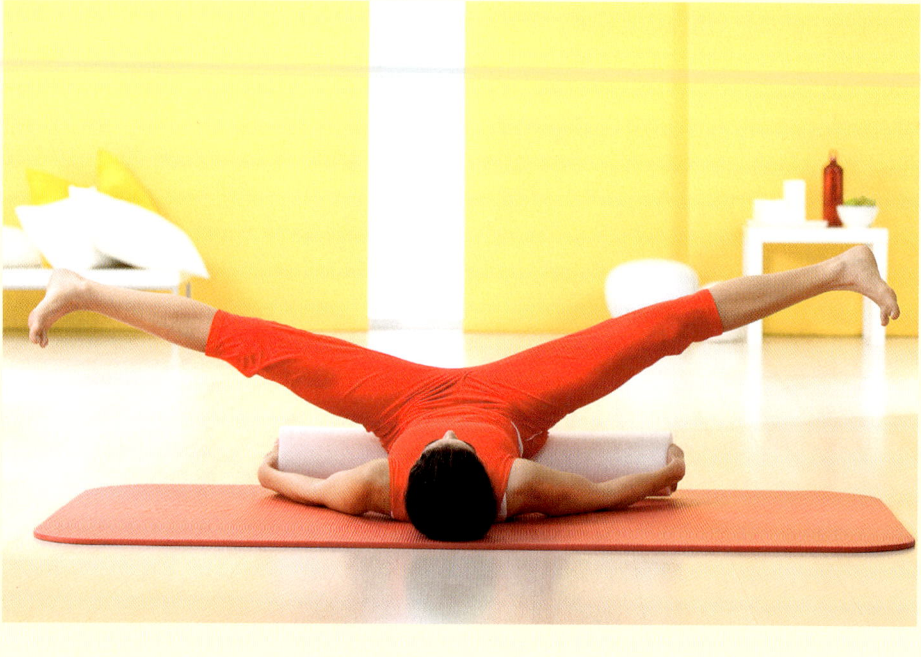

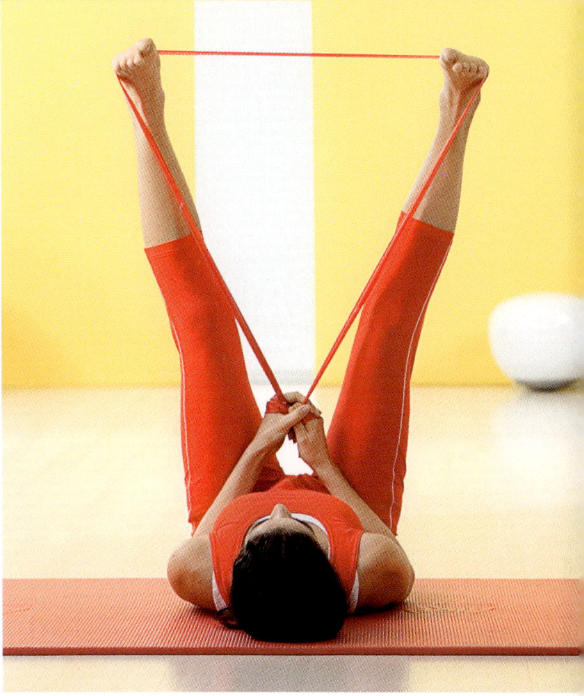

Übungsablauf:

1 Legen Sie Ihr Kreuzbein (nicht das Steißbein!) auf die Rolle. Halten Sie sich mit beiden Händen an den Enden der Rolle fest. Legen Sie sich gegebenenfalls ein zusammengerolltes Handtuch unter Ihren Oberkopf. Die Hals-Nacken-Partie bleibt lang, die Schultern locker.

2 Mit der Ausatmung bringen Sie ein Bein nach dem anderen gestreckt in die Senkrechte. Schließen Sie Ihre Beine und strecken Sie die Fußspitzen.

3 Mit der Einatmung öffnen Sie beide Beine in die Grätsche und ziehen nun die Fußspitzen zu sich heran.

4 Mit der nächsten Ausatmung aktivieren Sie Ihr Powerhouse und pressen Ihre Beine – gegen einen imaginären Widerstand drückend – wieder zusammen. Füße wieder strecken. Halten Sie die Knie während der gesamten Übung so gestreckt wie möglich.

Wiederholung: 5- bis 10-mal.

Visualisierung:

Ihre Beine werden magisch nach außen in die Länge gezogen!

Wirkung:

Strafft und dehnt gleichzeitig die Innenschenkel. Mit Übungsband werden Po und Oberschenkel-Außenseiten effektiv trainiert. Fördert die Balance und Beweglichkeit.

Variation:

Zur Übungserleichterung lassen Sie die Rolle weg!

Zur Intensivierung gebrauchen Sie das Gummiband: Legen Sie das Band unter beide Fußsohlen, sodass Sie zwei gleich lange Enden festhalten. Strecken Sie beide Beine senkrecht aus. Halten Sie die Enden so fest, dass Sie Ihre Arme nach oben ausstrecken können. Wickeln Sie das Band – je nach Länge – eventuell noch einmal um Ihre Hände. Es sollte merklich unter Spannung stehen. Ziehen Sie beide Enden zu sich heran, bis Ihre Oberarme auf dem Boden liegen. Versuchen Sie, die Beine so weit wie möglich zu grätschen.

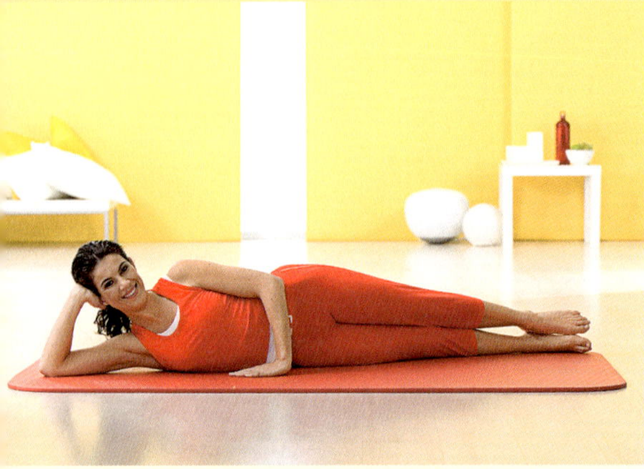

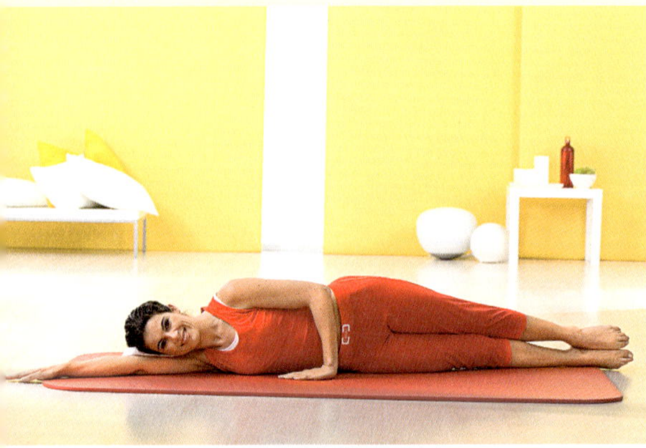

Vorbereitung Seitkick-Übungen B 10-13 (Side Kicks)

Achtung:

Die Beine werden immer kontrolliert geführt und nie mit Schwung »geschleudert«. Ihre individuelle Dehnungsgrenze ist unbedingt zu beachten!

Halten Sie Ihr Gummiband und ein zusammengerolltes Handtuch parat.

Ausgangsposition: Legen Sie sich lang ausgestreckt auf die rechte Körperseite und strecken Sie die Füße. Stellen Sie Ihren rechten Oberarm auf und stützen Sie Ihren Kopf mit der Hand ab. Legen Sie die linke Hand vor Ihrem Körper auf Bauchnabel-Höhe ab. Achten Sie darauf, dass Sie von den Finger- bis zu den Zehenspitzen eine Körperlinie bilden. Aktivieren Sie Bauch- und Pomuskeln.

Kopfposition bei Nackenbeschwerden: Wahlweise können Sie Ihren Kopf auch gemütlich ablegen. Strecken Sie dazu den rechten Arm in Verlängerung Ihres Körpers aus und legen Sie Ihren Kopf darauf ab. Wenn Sie möchten, legen Sie sich ein zusammengerolltes Handtuch zwischen Hals und Schulter.

Taillen-Dreieck: Stellen Sie sich in der Seitenlage vor, ein Marionettenfaden ziehe Sie am Becken nach oben hoch. So entsteht in Ihrer Hüft-Becken-Region eine kleine Lücke, das so genannte Taillen-Dreieck. Halten Sie dies die gesamte Übungsdauer über aufrecht.

Handgelenke: Wenn Sie mit dem Gummiband trainieren, achten Sie darauf, dass Sie Ihre Handgelenke fixieren und nicht abknicken.

Übungsablauf:

1 Legen Sie sich in die Ausgangsposition wie in der Übungsvorbereitung beschrieben.

2 Beugen Sie das untere Bein in einem 90°-Winkel zum Rumpf, während Sie das obere Bein in Verlängerung des Oberkörpers liegen lassen. Mit der Ausatmung aktivieren Sie Bauch- und Beckenbodenmuskeln und heben das Bein an.

3 Atmen Sie ein (2-mal kurz durch die Nase Luft holen) und führen Sie das obere Bein gestreckt und parallel zum Boden nach vorn, ohne die Stabilität Ihres Oberkörpers zu verlieren. Fuß beugen und das Bein 2-mal kurz und schnell nach vorn »kicken«.

4 Mit der Ausatmung (1-mal intensiv »f« durch den Mund ausatmen) führen Sie das Bein mit fixiertem Becken in dic Ausgangsposition zurück. Fuß strecken. Seitenwechsel.

Wiederholung: 5- bis 10-mal pro Seite.

Visualisierung:

Sie bewegen das Bein wie ein Pendel vor und zurück, ohne jedoch den Rumpf zu bewegen.

Wirkung:

Trainiert Bauch, Bein-Außenseiten und Po. Dehnt die rückwärtige Beinmuskulatur. Fördert die Balance, Koordination und Beweglichkeit.

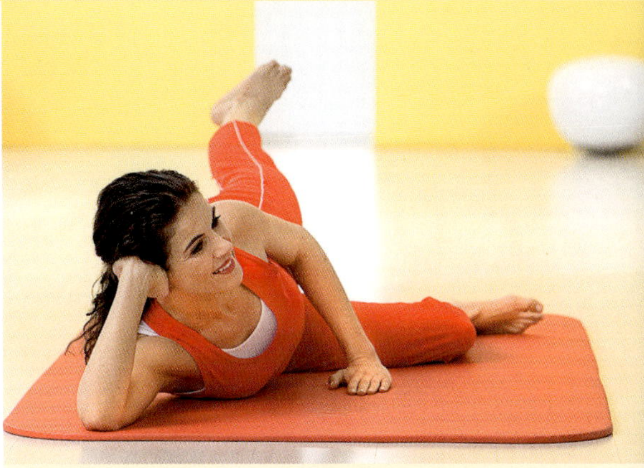

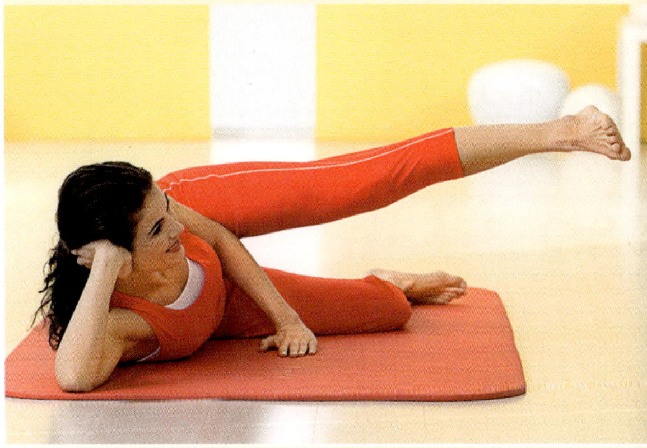

B – Übung 10

Ein Bein nach vorn kicken (Front Kick)

Achtung:

Konzentrieren Sie sich darauf, Ihr Becken fixiert zu halten und es nicht zu verdrehen. Führen Sie das Bein langsam und kontrolliert nach vorn und hinten.

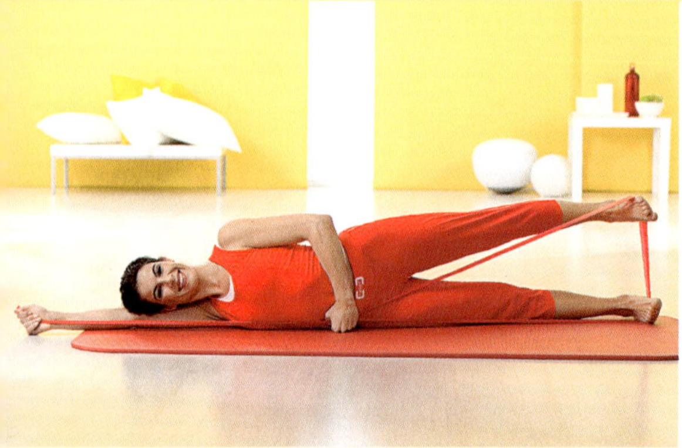

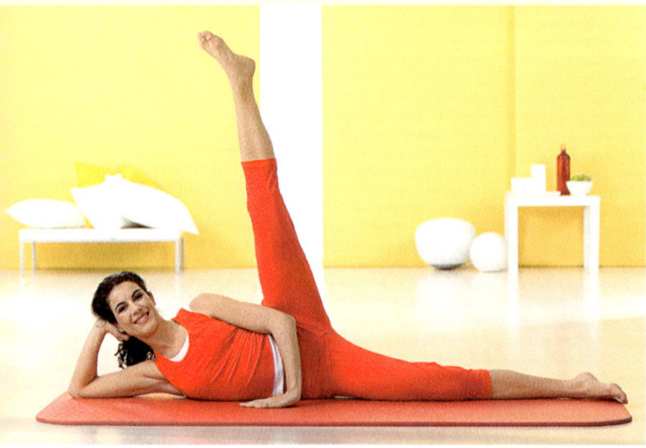

B – Übung 11

Ein Bein auf und ab heben (Up And Down)

Achtung:

Behalten Sie die Kontrolle und achten Sie darauf, Ihren Körper nicht wie eine Banane zu krümmen. Bleiben Sie königlich!

Übungsablauf:

1 Halten Sie Ihr Gummiband so, dass Sie zwei gleich lange Enden in den Händen haben. Steigen Sie mit beiden Füßen in die Schlaufe des Bandes hinein. Nehmen Sie die Enden fest in die rechte Hand. Legen Sie sich in die Ausgangsposition wie in der Übungsvorbereitung (S. 60) beschrieben, ohne das Band loszulassen. Zur Fixierung des Gummibandes umschließen Sie es fest mit Ihrer linken Faust. Denken Sie unbedingt an Ihr Taillen-Dreieck!

2 Mit der Einatmung heben Sie das obere Bein gegen den Widerstand ein paar Zentimeter an.
Mit der Ausatmung führen Sie das Bein wieder zurück. Seitenwechsel.

Wiederholung: 5- bis 10-mal pro Seite.

- **Visualisierung:**
  Sie verlängern sich von Kopf bis Fuß.

- **Wirkung:**
  Trainiert Beine und Po.

- **Variation:**
  Zur Vereinfachung lassen Sie das Gummiband weg. Führen Sie Ihr Bein gestreckt und kontrolliert vom Boden hoch, ohne dabei die Hüfte zu verdrehen oder im Oberkörper nachzugeben.

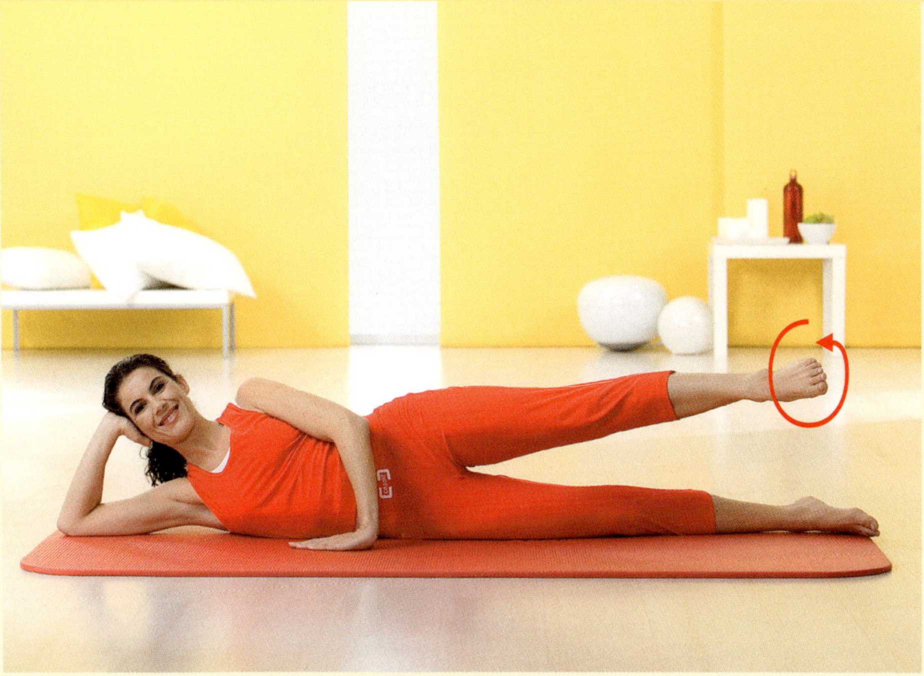

B – Übung 12 Beinkreise in Seitenlage (Leg Circles)

Übungsablauf:

1 Nehmen Sie die Ausgangsposition wie in der Übungsvorbereitung (S. 60) beschrieben ein. Mit der Ausatmung aktivieren Sie Bauch- und Beckenbodenmuskeln. Konzentrieren Sie sich darauf, Ihr Becken fixiert zu halten! Denken Sie unbedingt an Ihr Taillen-Dreieck!

2 Malen Sie mit Ihrem oberen Bein kleine Kreise in die Luft. Mit der Einatmung beginnen Sie den Kreis, mit der Ausatmung schließen Sie ihn.

3 Immer abwechselnd einmal mit und einmal gegen den Uhrzeigersinn drehen. Seitenwechsel.

Wiederholung: 5- bis 10-mal pro Seite.

- **Visualisierung:**
  Ihr Fuß ist ein Pinsel, mit dem Sie Kreise in die Luft malen.

- **Wirkung:**
  Trainiert den Po sowie innere und äußere Oberschenkel. Fördert darüber hinaus die Balance, Beweglichkeit und Körperkontrolle.

- **Variation:**
  Zur Intensivierung malen Sie große Beinkreise – jedoch ohne das Becken zu verdrehen!

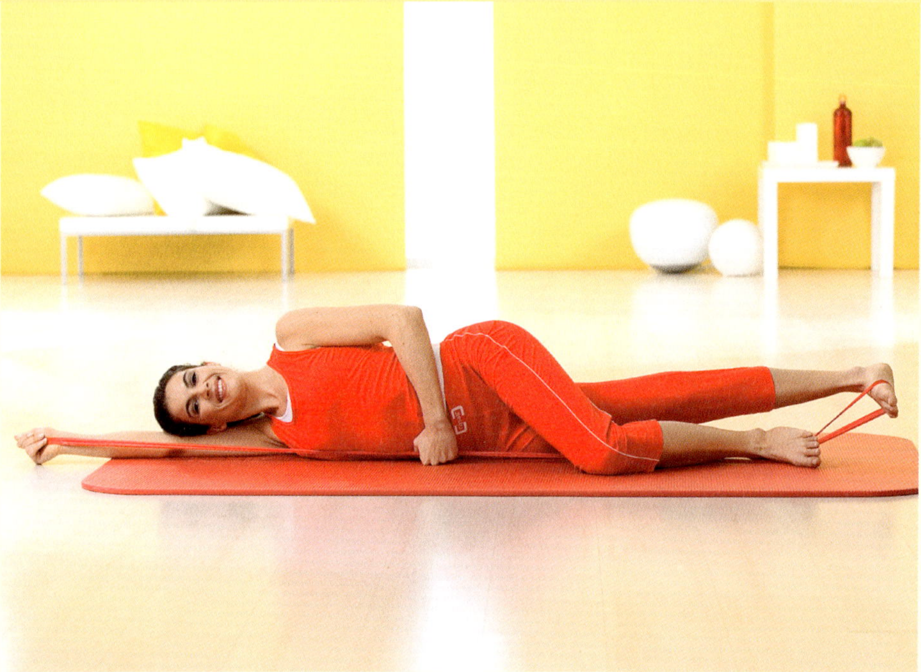

B – Übung 13 Innenschenkel-Heber (Inner Thigh Lifts)

Übungsablauf:

1 Legen Sie sich in die Ausgangsposition wie in der Übungsvorbereitung (S. 60) beschrieben. Halten Sie Ihr Gummiband so, dass Sie zwei gleich lange Enden in den Händen haben. Steigen Sie mit Ihrem unteren Fuß in die Schlaufe des Bandes hinein. Nehmen Sie die Enden fest in die rechte Hand. Fixieren Sie das Gummiband mit Ihrer linken Faust.

2 Legen Sie das obere Bein leicht angewinkelt nach vorn auf das Gummiband. Das untere Bein bleibt ausgestreckt. Denken Sie unbedingt an Ihr Taillen-Dreieck!

3 Atmen Sie ein und heben Sie das unten liegende (linke) Bein gegen den (Band-)Widerstand ein paar Zentimeter an. Mit der Ausatmung führen Sie es zurück. Das Bein bleibt stets in der Luft, Hals und Nacken sind entspannt. Seitenwechsel.

Wiederholung: 5- bis 10-mal pro Seite.

Visualisierung:
Sie werden zu beiden Seiten und nach oben in die Länge gezogen.

Wirkung:
Trainiert die Innenseiten der Oberschenkel.

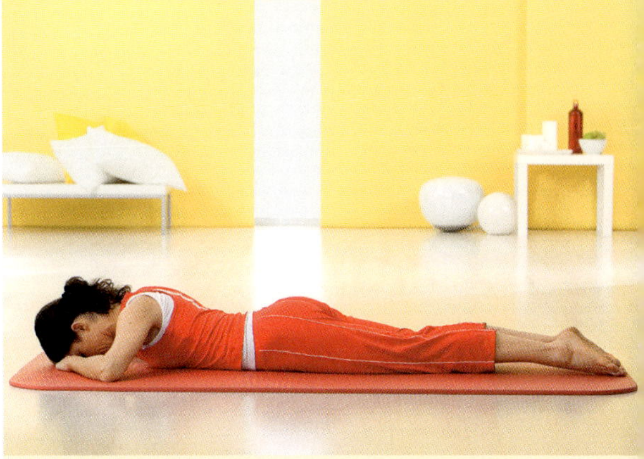

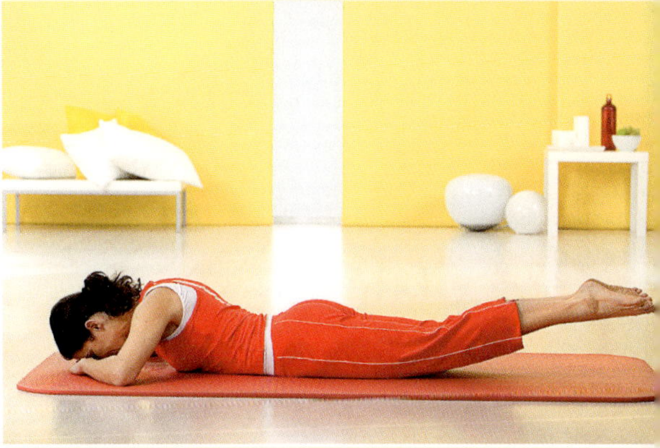

B – Übung 14

Die Fersentrommel (Heal Beats)

Übungsablauf:

1 Legen Sie sich auf den Bauch, die Stirn ruht auf Ihren Händen. Machen Sie Ihren Hals lang und ziehen Sie Ihre Schultern aktiv nach unten und innen. Strecken Sie Ihre Beine bis in die Fußspitzen. Spannen Sie Ihren Po an und pressen Sie beide Beine fest zusammen. Drehen Sie die Füße in V-Form nach außen, sodass sich Ihre Fersen berühren. Ziehen Sie Ihren Nabel nach innen, als würde eine Ameisen-Kolonie unter Ihrem Bauch durchmarschieren.

2 Heben Sie Ihre Beine ein paar Zentimeter vom Boden ab. Vorsicht: nicht ins Hohlkreuz gehen! Lassen Sie Ihre Schultern entspannt!

3 Mit der Einatmung (5-mal kurz durch die Nase Luft holen) trommeln Sie Ihre Fersen 5-mal kurz und schnell gegeneinander. Bitte sanft trommeln!

4 Mit der folgenden Ausatmung (5-mal kurz ausatmen) schlagen Sie die Fersen nochmals 5-mal kurz und schnell gegeneinander. Legen Sie die Beine langsam ab.

Wiederholung: 3- bis 5-mal.

- **Visualisierung:**
  Sie treiben auf einer Luftmatratze im Meer und trommeln mit Ihren Füßen den Takt eines Musikstücks.

- **Wirkung:**
  Trainiert Po, hintere und innere Oberschenkel sowie den Rücken.

Achtung:

Halten Sie unbedingt Ihr Powerhouse aktiv, um den unteren Rücken zu entlasten!

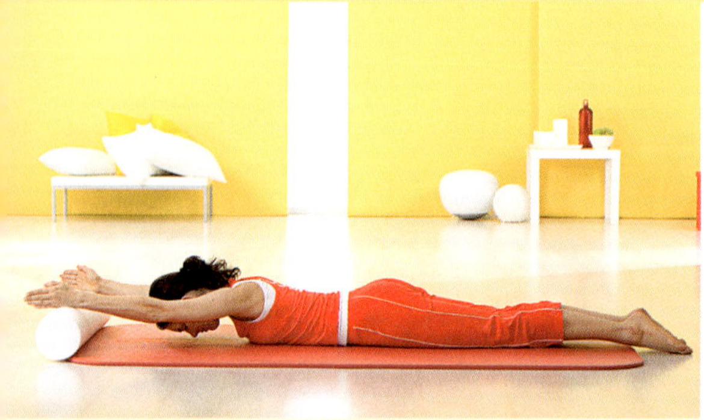

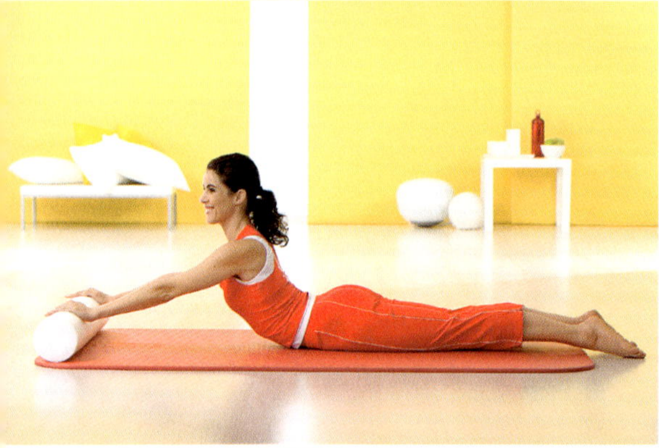

B – Übung 15

Der tauchende Schwan mit Rolle (Swan Dive)

Achtung:

Bei Problemen im Hals-Nacken-Bereich bleiben Sie in der Übungsvorbereitung. Bei Rückenproblemen – besonders im Lendenwirbelsäulenbereich – verzichten Sie auf diese Übung!

Übungsablauf:

1 Halten Sie die Rolle griffbereit. Legen Sie sich ausgestreckt auf den Bauch. Die Arme sind schulterbreit geöffnet, die Beine geschlossen, die Füße gestreckt. Legen Sie Ihre Handkanten auf die Rolle, die Daumen zeigen nach oben. Kopf und Hals sind minimal vom Boden abgehoben, bleiben aber unbedingt in Verlängerung der Halswirbelsäule – machen Sie einfach ein kleines Doppelkinn!

2 Mit der Einatmung strecken Sie Ihren Hals wie ein stolzer Schwan und richten Ihren Oberkörper langsam auf. Gleichzeitig ziehen Sie die Rolle ein paar Zentimeter zu sich heran – lassen Sie aber die Beckenknochen auf der Übungsmatte!

3 Oben angekommen, drehen Sie die Daumen nach innen. Ihre Handflächen liegen nun ganz auf der Rolle. Ihr Blick ist nach vorn gerichtet. Die Arme bleiben gestreckt, die Schultern unten und innen; das Powerhouse ist aktiviert.

4 Mit der Ausatmung rollen Sie Wirbel für Wirbel in die Ausgangsposition zurück. Die Daumen zeigen wieder nach oben.

5 Mit der Einatmung heben Sie Ihren Oberkörper genauso wie eben beschrieben an.

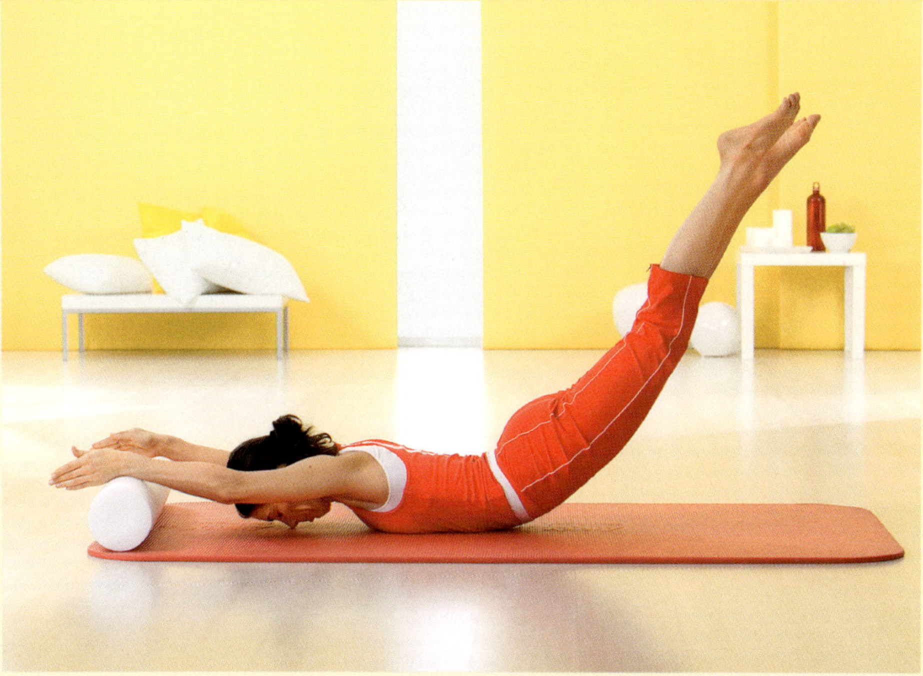

6 Diesmal »tauchen« Sie allerdings mit der Ausatmung dynamisch nach vorn ein, um die Beine nach hinten hochzuschwingen. Benutzen Sie die Rolle während der Übung als Hilfsmittel.

Wiederholung: 3- bis 5-mal.

Achtung:

Konzentrieren Sie sich von Kopf bis Fuß auf Ihre Körperspannung. Das Powerhouse ist stets aktiv, um den unteren Rücken zu entlasten. Führen Sie kontrollierte Bewegungen aus! Nicht zu viel Schwung holen!

- **Visualisierung:**

Sie schwingen wie eine Wippe gleichmäßig hin und her.

- **Wirkung:**

Streckt die Bauchmuskeln, öffnet den Brustkorb. Kräftigt die Beinrückseiten, den Po und die untere Rückenmuskulatur. Fördert die Beweglichkeit der Wirbelsäule.

- **Variation:**

Zur Intensivierung lassen Sie einfach die Rolle weg.

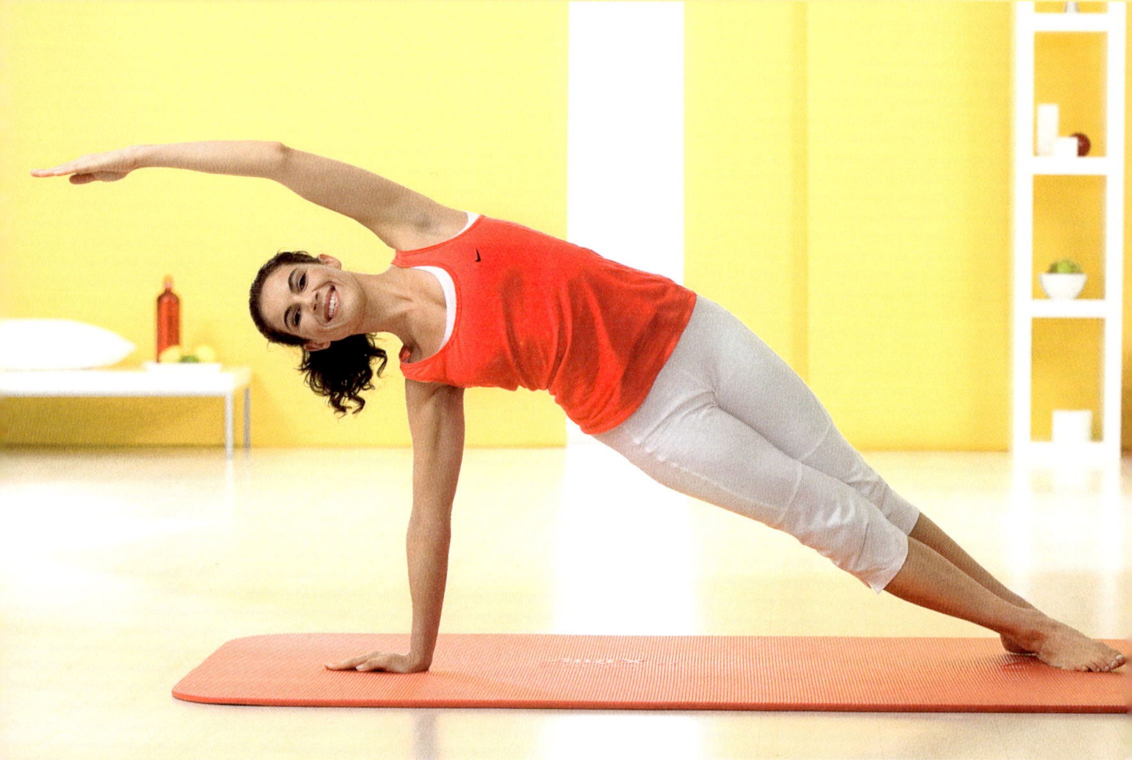

ÜBUNGEN FÜR FORTGESCHRITTENE

Hier müssen Sie inklusive Aufwärmen und Dehnen bzw. Entspannen etwa 60 Minuten Zeit investieren. Dieser Level ist die Königs-Klasse meines Powerpilates-Programms für Bauch, Beine und Po. Kurz: Es geht zur Sache! Es erwarten Sie z. B. Übungen im Schulterstand, die ein hohes Maß an Körperspannung, Konzentration und Körpergefühl erfordern. Aber keine Panik – mithilfe von Variationen gehe ich auch hier auf eventuell vorhandene Beschwerden von Hals, Nacken, Rücken, Hand- und Kniegelenken ein. Dennoch ist dieser Level sicherlich nicht bei akuten Beschwerden geeignet, und Sie sollten dann auf leichtere Übungen zurückgreifen.

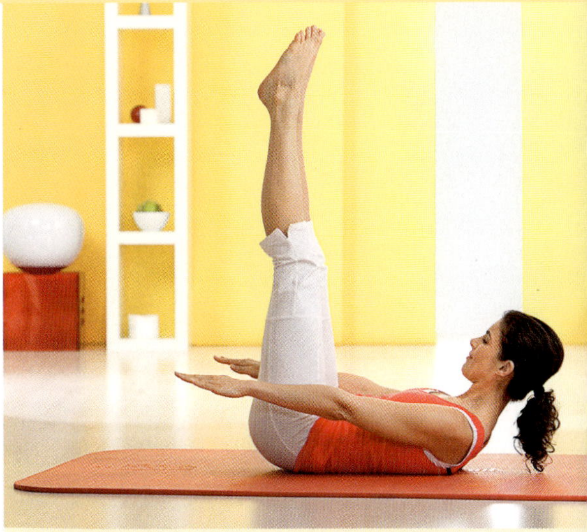

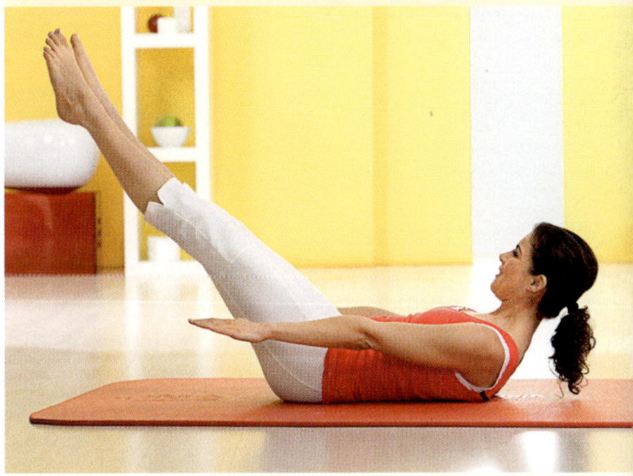

C – Übung 1

Die Hundert mit gestreckten Beinen (The Hundred)

Achtung:

Das Ziel dieser Übung ist es, den Bauch während der Übung so flach wie möglich zu halten!

Übungsablauf:

1 Legen Sie sich auf den Rücken und strecken Sie mit der Ausatmung ein Bein nach dem anderen senkrecht aus. Lösen Sie Kopf, Hals und Schultern vom Boden. Machen Sie ein leichtes Doppelkinn. Nacken und Schultern bleiben locker. Halten Sie die Arme gestreckt neben Ihrem Oberkörper. Mit der Einatmung bereiten Sie sich auf die Übung vor.

2 Mit der Ausatmung (5-mal kurz »f« durch den Mund ausatmen) senken Sie Ihre Beine auf einen 45°-Winkel zum Boden ab und pumpen Ihre Arme gleichzeitig 5-mal dynamisch auf und ab.

3 Mit der nächsten Einatmung (5-mal kurz durch die Nase Luft holen) führen Sie Ihre Beine in die Senkrechte zurück und pumpen wieder 5-mal mit den Armen.

Wiederholung: Fangen Sie mit 30 bis 50 Pumpbewegungen an und steigern Sie sich bis zur »Hundert«.

Visualisierung:

Sie bewegen Ihre Arme, als würden Sie sie gegen einen festen Widerstand drücken.

Wirkung:

Aktiviert die tiefste Schicht der Bauch- und Rückenmuskeln. Kräftigt das Muskelkorsett rund um den Lendenwirbelsäulenbereich und schützt vor Inkontinenz!

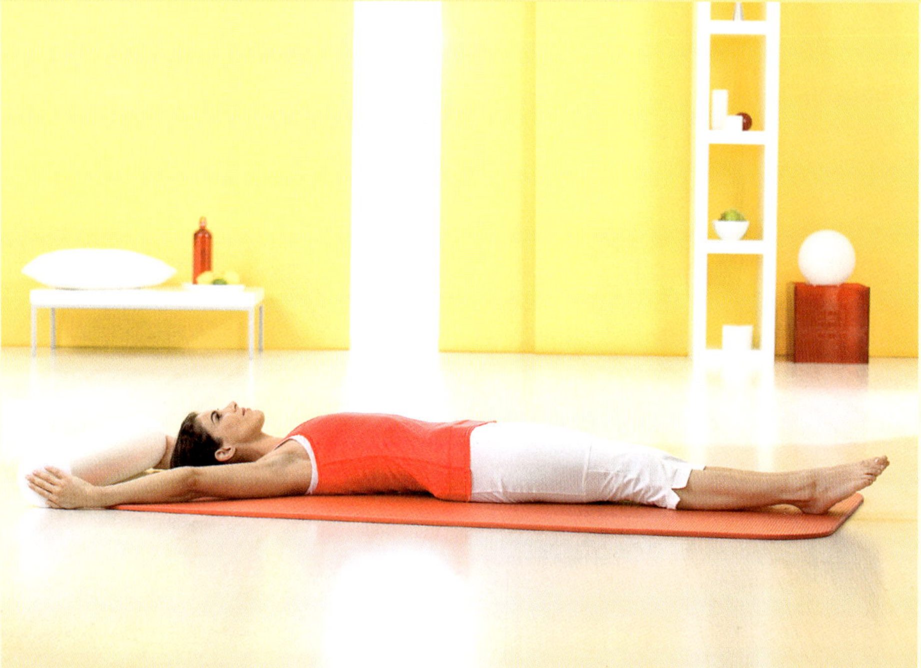

C – Übung 2 Aufrollen mit Rolle (Roll Up)

Übungsablauf:

1 Nehmen Sie die Rückenlage ein und halten Sie die Rolle an beiden Enden fest. Legen Sie Ihre Arme samt Rolle gestreckt hinter dem Kopf ab. Schieben Sie Ihre Schultern bewusst nach unten! Spannen Sie Bauch, Beine und Po fest an. Die Füße sind gestreckt. Atmen Sie zur Vorbereitung ein.

2 Mit der Ausatmung ziehen Sie Ihren Bauchnabel per Muskelkraft nach innen und rollen nacheinander Kopf, Halswirbelsäule, Schultern und Rücken vom Boden hoch. Krümmen Sie Ihren Rücken während des Aufrollens in Form einer C-Kurve. Die Arme bleiben über dem Kopf. Pressen Sie beide Handflächen fest gegen die Pilates-Rolle.

3 Mit der nächsten Einatmung richten Sie Ihren Oberkörper auf und machen sich kerzengerade. Führen Sie Ihre Arme gleichzeitig auf Schulterhöhe nach vorn.

Achtung:

Das Ziel dieser Übung ist es, den Bauch während der Übung so flach wie möglich zu halten! Er sollte Ihnen nicht unwillkürlich rausspringen.

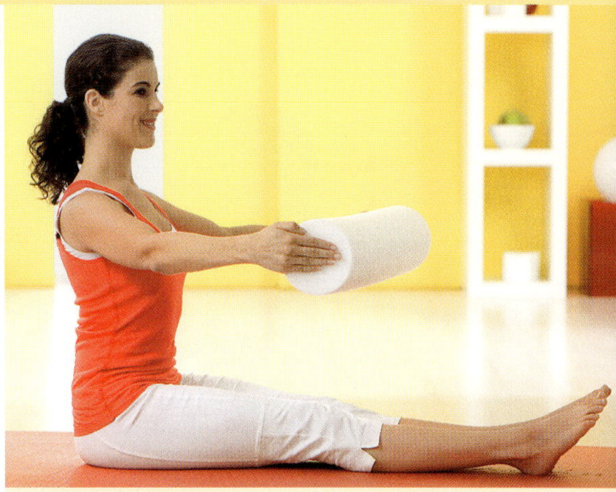

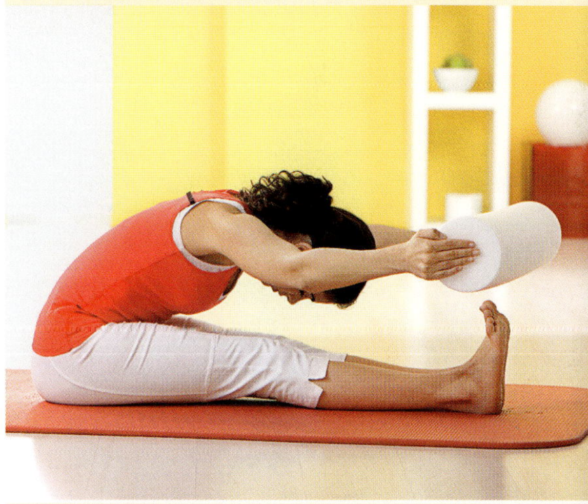

4 Mit der nächsten Ausatmung gehen Sie wieder in die C-Kurve und beugen Ihren Rumpf nach vorn Richtung Oberschenkel. Versuchen Sie, sich so weit nach vorn zu neigen, bis die Rolle über Ihren Zehen steht. Füße beugen! Der Blick ist nach unten auf Ihre Knie gerichtet. Atmen Sie ein.

5 Mit der nächsten Ausatmung rollen Sie sich Wirbel für Wirbel wieder in die Ausgangsposition zurück, während Sie die Arme in hohem Bogen über den Kopf mit nach hinten auf die Matte führen.

Wiederholung: 5- bis 8-mal.

Visualisierung:

Sie werden von Kopf bis Fuß in die Länge gezogen. Bei der Oberkörper-Beugung stülpen Sie Ihren Bauch über einen Stacheldrahtzaun.

Wirkung:

Beansprucht die Bauch- und Rückenmuskeln. Fördert Körperkontrolle und Beweglichkeit.

Variation:

Zur Erleichterung können Sie die Rolle weglassen, und/oder Sie beugen die Beine ein wenig. Alternativ können Sie sie unter Ihrem Bett, einem Sofa oder einem fest stehenden Sessel fixieren.

Achtung:

In der Ruhe liegt die Kraft! Wie bei allen Pilates-Übungen ist auch hier eine konzentrierte Ausführung entscheidend für den positiven Effekt.

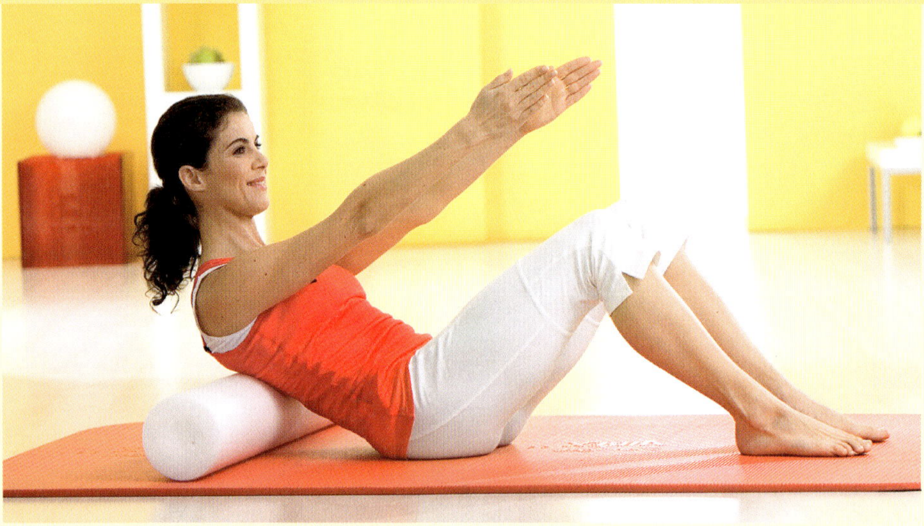

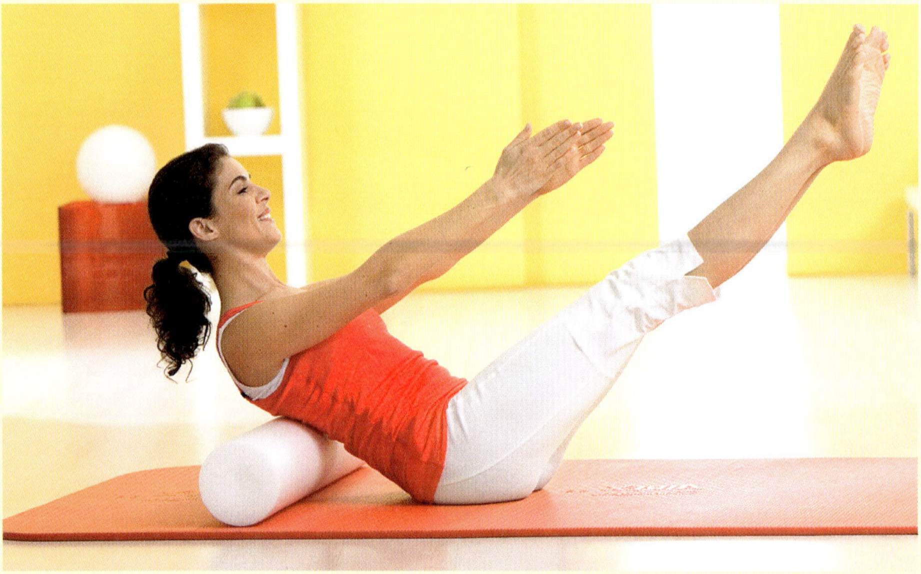

C – Übung 3
Das Wagenrad (The Teaser)

Achtung:

Gehen Sie sparsam mit Ihren Beinmuskeln und vor allen Dingen mit Ihrer Nacken- und Schultermuskulatur um.

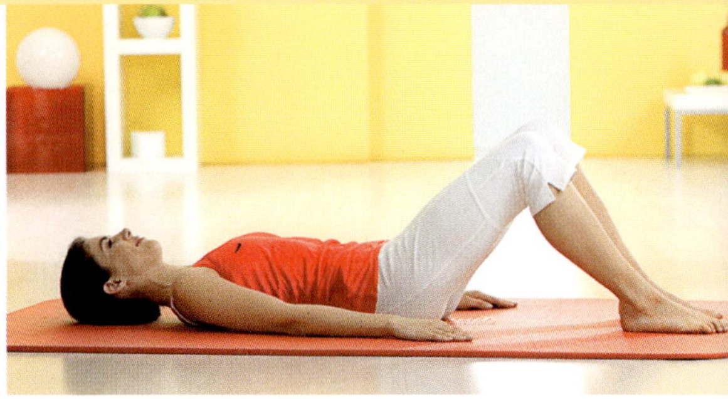

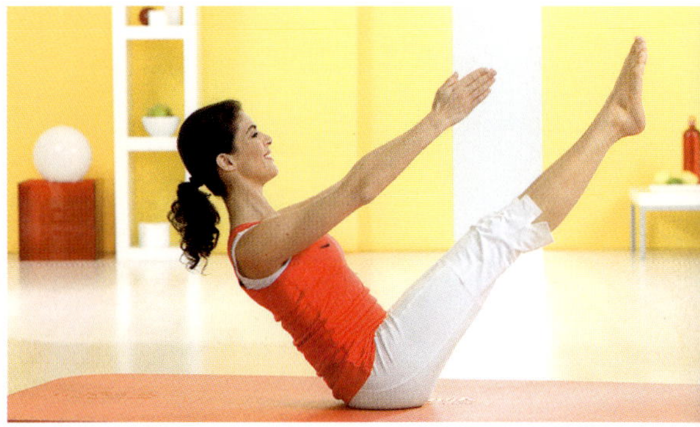

Übungsablauf:

1 Positionieren Sie die Rolle längs unter Ihren Schulterblattspitzen wie in Übung B 3 (Oberkörper-Öffnung mit Rolle) beschrieben. Denken Sie daran, die Rolle mit dem Rücken nur leicht zu berühren – nicht anlehnen!

2 Stellen Sie die Beine hüftbreit auf: Ober- und Unterschenkel bilden etwa einen rechten Winkel. Die Füße stehen fest auf dem Boden. Führen Sie beide Arme parallel zu den Beinen nach oben. Brust raus! Atmen Sie zur Vorbereitung ein.

3 Ziehen Sie mit der Ausatmung den Nabel fest nach innen und heben Sie nacheinander beide Beine vom Boden ab. Strecken Sie Ihre Knie so weit es geht. Ihre Beine sollten in einem 45°-Winkel zum Boden stehen; Ober- und Unterkörper bilden eine V-Form. Ihre Arme bleiben parallel zu den Beinen. Verlängern Sie Ihren Oberkörper von der Taille ausgehend und halten Sie Ihren Rücken gerade. Schultern, Hals und Nacken bleiben lang und entspannt.

4 Mit der nächsten Einatmung senken Sie beide Beine ein paar Zentimeter abwärts, mit der folgenden Ausatmung heben Sie sie wieder auf 45° an. Wiederholen Sie die Übung 2-mal, ohne im Oberkörper einzusinken. Halten Sie Ihr Powerhouse stabil! Abschließend bringen Sie Ihre Beine in die Ausgangsposition zurück.

Wiederholung: 3- bis 5-mal.

- **Visualisierung:**
Ihre Beine federn ganz mühelos auf und ab!

- **Wirkung:**
Diese Übung stellt eine besondere Herausforderung für Ihr Powerhouse dar. Sie kräftigt Ihr Muskelkorsett und trainiert die Hüftbeuge- und Oberschenkelmuskulatur.

- **Variation:**
Zur Vereinfachung beugen Sie Ihre Beine während der Übung im 90°-Winkel.
Zur Intensivierung lassen Sie die Rolle weg. Ihre Start- und Endposition ist in diesem Fall die Rückenlage.

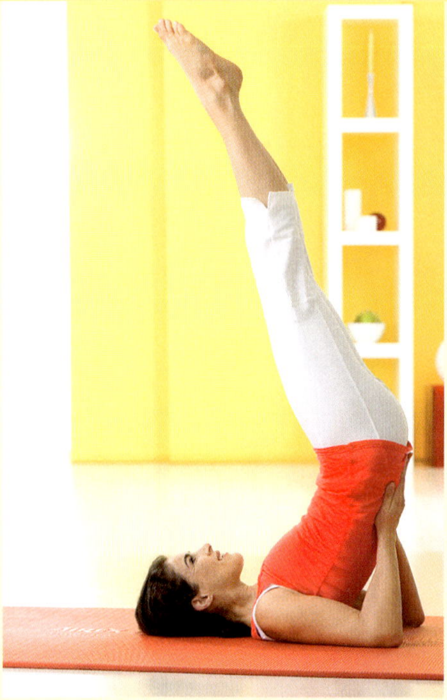

C – Übung 4
Die Beinschere im Schulterstand (Scissors)

Achtung:

Vermeiden Sie jegliche Drehbewegung – dies gilt insbesondere für den Kopf. Schauen Sie stets nach vorne-oben auf Ihre Zehenspitzen. Bei Schulter- bzw. Hals-Nacken-Problemen wählen Sie die Variation mit der Rolle.

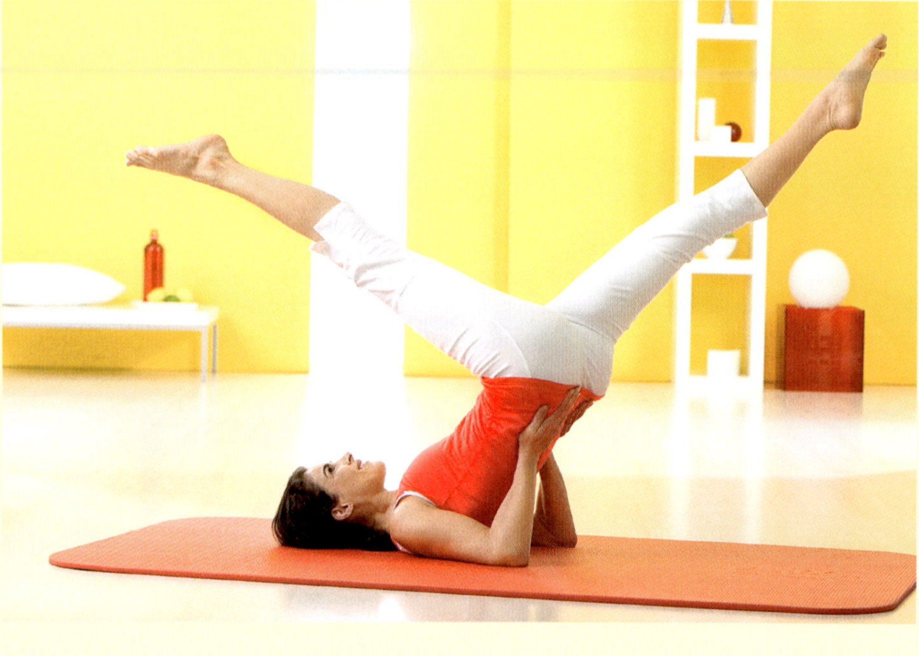

Übungsablauf:

1 Nehmen Sie die Rückenlage ein. Strecken Sie mit der Ausatmung ein Bein nach dem anderen in die Höhe. Oberkörper und Beine stehen in einem rechten Winkel zueinander. Legen Sie die Arme ausgestreckt neben sich.

2 Pressen Sie Ihre Hände in den Boden und ziehen Sie Hüfte und Beine hoch, um sich in die Senkrechte zu bringen. Die Hände umfassen nun Ihren Rücken auf Taillenhöhe. Die Fußspitzen sind gestreckt und stehen etwa auf Augenhöhe.

3 Ziehen Sie sich in der Taille lang und vermeiden Sie zu viel Gewicht auf Ihren Oberarmen bzw. Ellenbogen. Der Rumpf wird von Ihrem Powerhouse getragen. Schultern und Hals-Nacken-Bereich bleiben entspannt!

4 Mit der Einatmung öffnen Sie Ihre Beine wie eine Schere (rechtes Bein vor, linkes zurück). Mit der folgenden Ausatmung führen Sie den nächsten Scherenschlag aus (linkes Bein vor, rechtes zurück).

Wiederholung: 5- bis 8-mal.

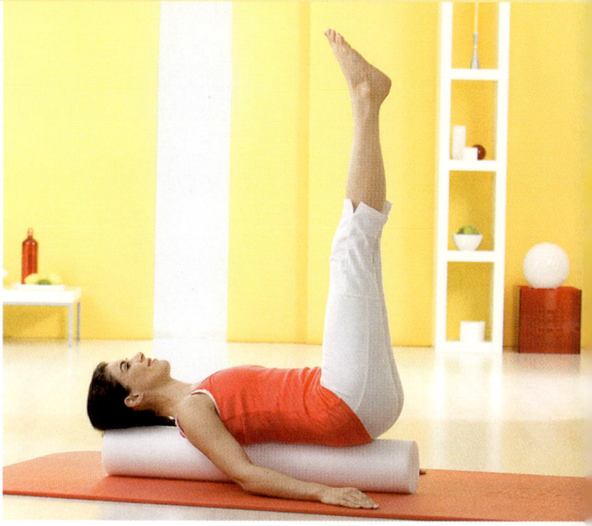

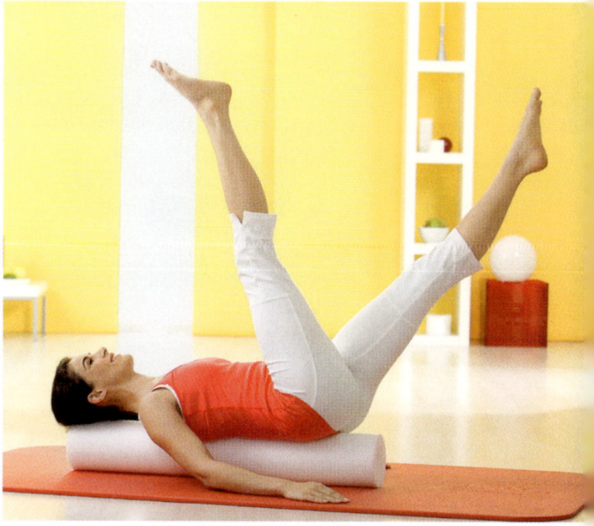

Visualisierung:

Ihre Beine öffnen und schließen sich wie eine Schere in Zeitlupe.

Wirkung:

Dehnt und kräftigt die Beinmuskeln, stärkt das Powerhouse. Fördert die Balance und Beweglichkeit sowie die Konzentration.

Variation:

Als schonendere Alternative zum Schulterstand legen Sie sich längs auf die Rolle.

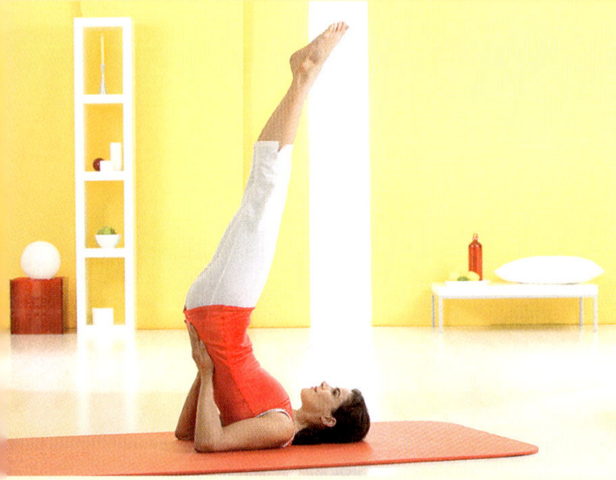

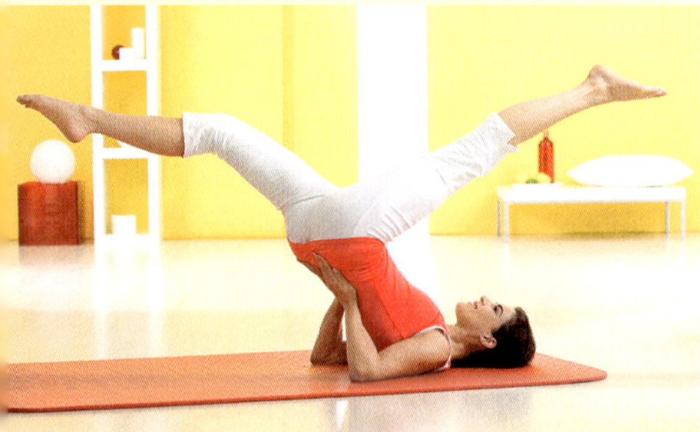

C – Übung 5
Rad fahren im Schulterstand (Bicycle)

Achtung:
Vermeiden Sie Drehbewegungen vor allem mit dem Kopf. Schauen Sie stets nach vorne-oben auf Ihre Zehenspitzen. Bei Schulter- bzw. Hals-Nacken-Problemen vermeiden Sie den Schulterstand.

Übungsablauf:

1 Nehmen Sie die Ausgangsposition wie in der vorherigen Übung C 4 beschrieben ein.

2 Mit der Einatmung öffnen Sie Ihre Beine wie eine Schere (linkes Bein vor, rechtes zurück). Beugen Sie nun das hintere (rechte) Knie etwa in einem rechten Winkel, »treten Sie in die Pedale«, um vorwärts zu radeln.

3 Mit der Ausatmung wechseln Sie gleichförmig die Beinseiten: Sie befinden sich wieder in der Schere. Winkeln Sie jetzt das linke Knie an, um erneut vorwärts zu fahren. Führen Sie die Bewegungen harmonisch und kontrolliert aus.

Wiederholung: 5- bis 8-mal.

Visualisierung:
Sie fahren in Zeitlupe Rad.

Wirkung:
Dehnt und strafft die Beinmuskeln, kräftigt das Powerhouse. Fördert darüber hinaus die Balance, Koordination und Konzentration.

Variation:
Als schonendere Alternative zum Schulterstand wählen Sie die Ausgangsposition von Übung B 9 (Grätsche in Rückenlage mit Rolle).

Übungsablauf:

1 Nehmen Sie die Rückenlage ein und winkeln Sie die hüftbreit geöffneten Beine an. Stellen Sie beide Füße fest und parallel auf die Rolle. Legen Sie Ihre Arme neben sich – die Handflächen zeigen nach unten. Atmen Sie zur Übungsvorbereitung ein.

2 Mit der Ausatmung aktivieren Sie Ihr Powerhouse und rollen Ihren gesamten Rücken Wirbel für Wirbel vom Boden hoch. Nur noch die Schulterblätter haben Mattenkontakt.

3 Stabilisieren Sie sich. Strecken Sie das rechte Bein in Verlängerung des Oberkörpers aus. Lassen Sie Ihren Hals-Nacken-Bereich lang und die Schultern unten.

4 Mit der Einatmung (2-mal kurz durch die Nase Luft holen) führen Sie das rechte Bein so weit als möglich in die Senkrechte und »kicken« es 2-mal kurz und schnell nach oben. Den Fuß dabei strecken.

5 Mit der Ausatmung (1-mal intensiv durch den Mund »f« ausatmen) senken Sie das Bein wieder auf eine Höhe mit Ihrem Oberkörper. Bein abstellen. Beinwechsel.

Wiederholung: 5- bis 10-mal pro Seite. ▶

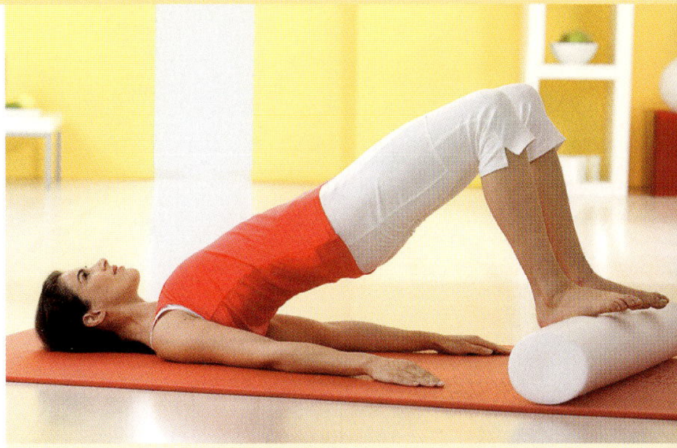

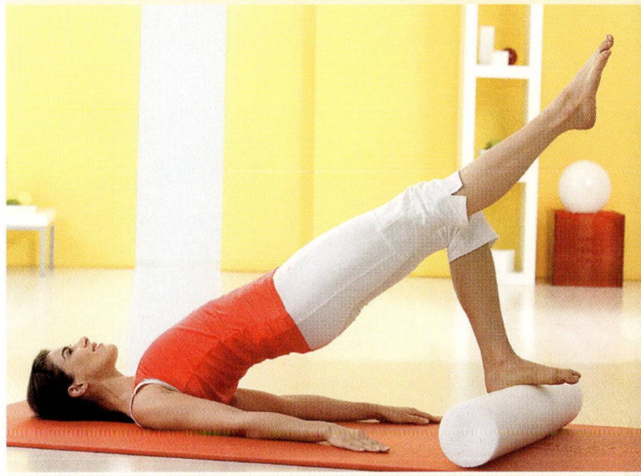

C – Übung 6

Die Schulterbrücke (The Shoulder Bridge)

Achtung:

Bei Nackenbeschwerden legen Sie sich ein zusammengerolltes Handtuch unter den Kopf.

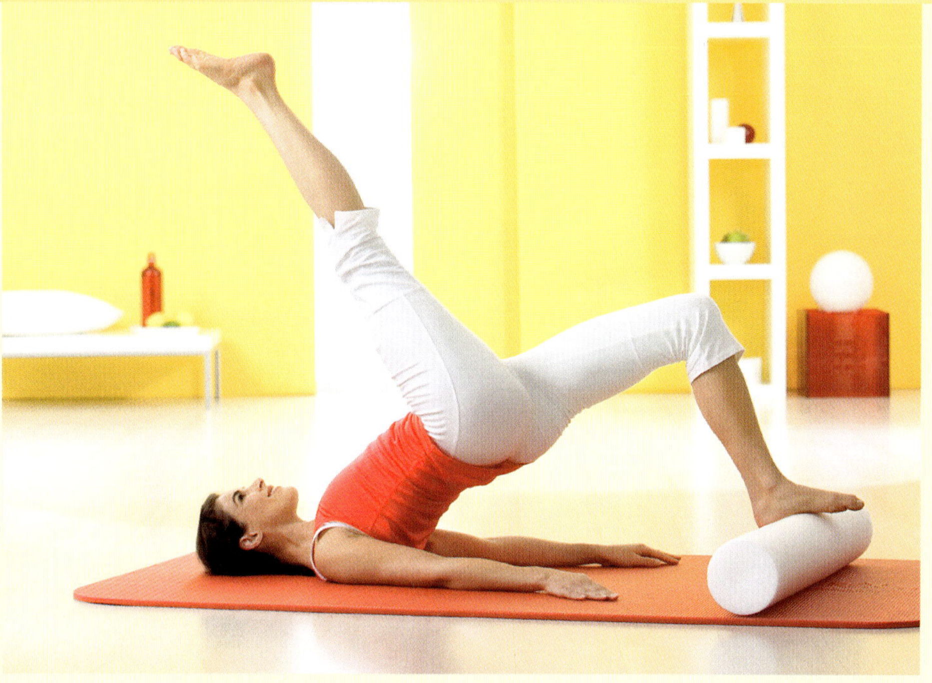

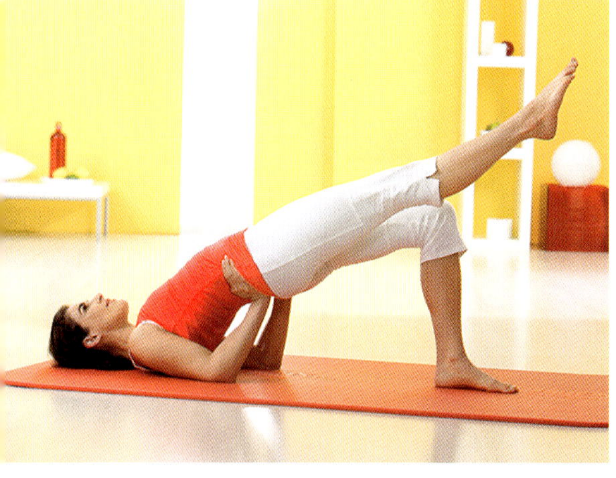

Visualisierung:
Sie bauen mit Ihrem Körper eine Brücke und pendeln Ihr Bein kontrolliert hin und her.

Wirkung:
Trainiert Bauch, Beine und Po gleichermaßen. Kräftigt den unteren Rücken, fördert die Balance und verbessert die Stabilität der Wirbelsäule.

Variation:
Zur Übungserleichterung lassen Sie die Rolle weg und unterstützen Sie Ihren Rücken auf Taillenhöhe mit den Händen.

Übungsablauf:

1 Setzen Sie sich aufrecht auf die Matte. Strecken Sie Ihre Beine bis in die Fußspitzen. Um sich abzustützen, führen Sie beide Arme etwa zwei Hände breit vom Gesäß entfernt nach hinten. Die Schulterköpfe stehen mit den Handgelenken auf einer Linie, die Fingerspitzen zeigen zum Po. Schultern tief, Brust raus! Atmen Sie zur Vorbereitung ein.

2 Mit der Ausatmung spannen Sie Bauch, Beine und Po an und führen Ihren Körper langsam nach oben in die Diagonale – gerade wie ein Brett. Heben Sie Ihr Brustbein und halten Sie den Hals lang.

3 Atmen Sie ein (2-mal kurz durch die Nase Luft holen) und führen Sie das rechte Bein dynamisch so weit als möglich gestreckt nach oben. »Kicken« Sie es 2-mal kurz und schnell hoch. Fuß dabei strecken! Die Hüfte bleibt parallel, das Becken fixiert. Blicken Sie nach oben. Achten Sie darauf, im Oberkörper nicht einzusinken.

4 Mit der folgenden Ausatmung (1-mal intensiv »f« durch den Mund ausatmen) senken Sie das rechte Bein wieder ab.

5 Mit der nächsten Einatmung bringen Sie das linke Bein in die Senkrechte und »kicken« es 2-mal kurz und schnell nach oben. Ausatmen – Bein wieder senken.

Wiederholung: 4- bis 6-mal pro Seite.

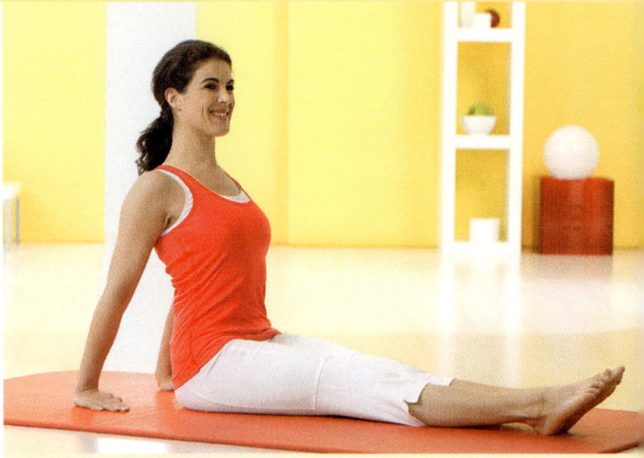

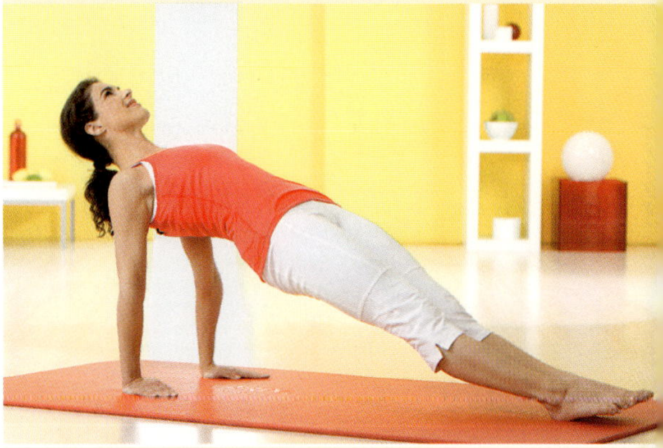

C – Übung 7
Beinzug nach oben (Leg Pull Up)

Achtung:

Bei Problemen in den Schulter- bzw. Handgelenken wählen Sie die Variation.

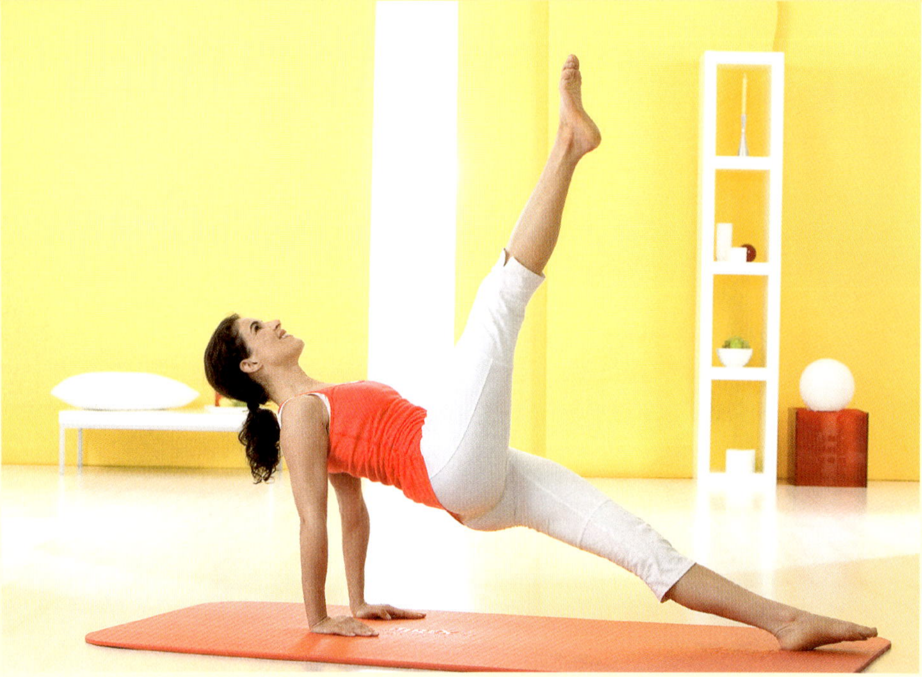

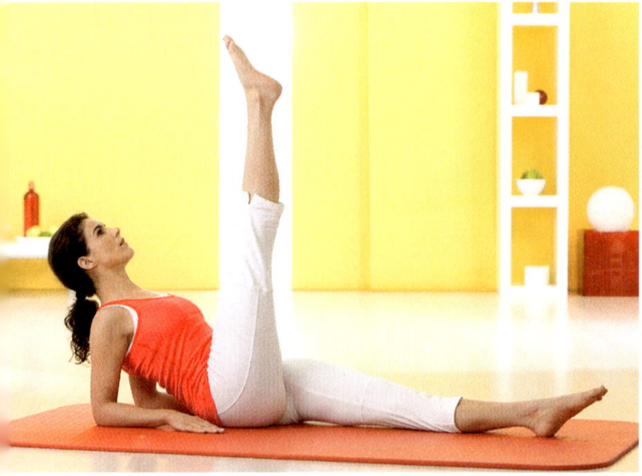

- **Visualisierung:**
  Ihr Körper ist steif wie ein Brett. Nur die Beine lassen sich bewegen.

- **Wirkung:**
  Trainiert Bauch, Beine, Po. Fördert die Balance und Beweglichkeit.

- **Variation:**
  Zur Übungserleichterung begeben Sie sich in den Unterarm-Stütz oder in die Rückenlage. Von hier aus führen Sie den Beinzug aus.

Übungsablauf:

1 Nehmen Sie die Liegestütz-Position ein. Öffnen Sie Ihre Arme etwas mehr als schulterbreit und verlagern Sie das Gewicht auf Ihre Handballen. Die Fingerspitzen zeigen leicht nach innen. Handgelenke und Schulterköpfe stehen übereinander. Die Halswirbelsäule bleibt lang, der Blick unten. Pressen Sie Ihre Fußballen in den Boden. Von der Seite betrachtet, bildet Ihr Körper von den Füßen bis zum Kopf eine Diagonale.

2 Mit der Einatmung heben Sie das linke Bein etwa auf Hüfthöhe an, ohne Ihr Becken zu verschieben. Der Fuß ist gestreckt.

3 Mit der Ausatmung senken Sie das Bein. Beinwechsel.

Wiederholung: 5- bis 10-mal pro Seite.

- **Visualisierung:**
  Ihr Körper ist steif wie ein Brett. Nur die Beine lassen sich bewegen.

- **Wirkung:**
  Trainiert intensiv Bauch, Beinrückseite, Po und unteren Rücken.

- **Variation:**
  Zur Erleichterung wählen Sie den »Vierfüßlerstand« (hinknien!). Bei Schulter- oder Handgelenksproblemen legen Sie sich bitte flach auf den Bauch.

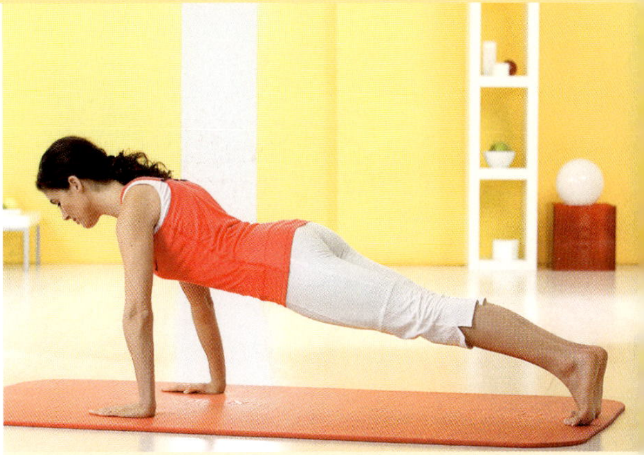

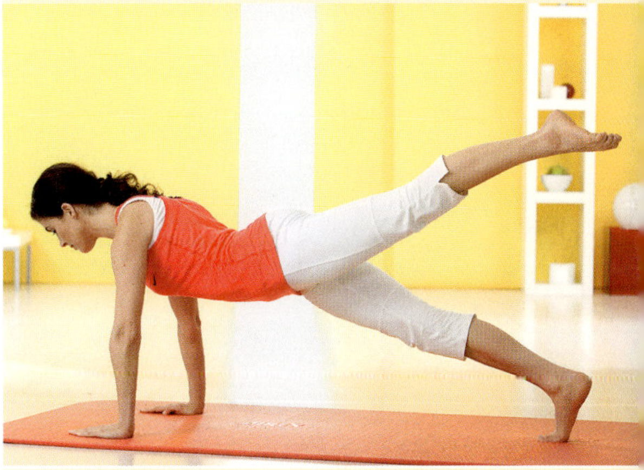

C – Übung 8

Beinzug in Liegestütz-Position (Leg Pull Front)

Achtung:

Das Bein kontrolliert führen und nicht zu hoch schwingen!

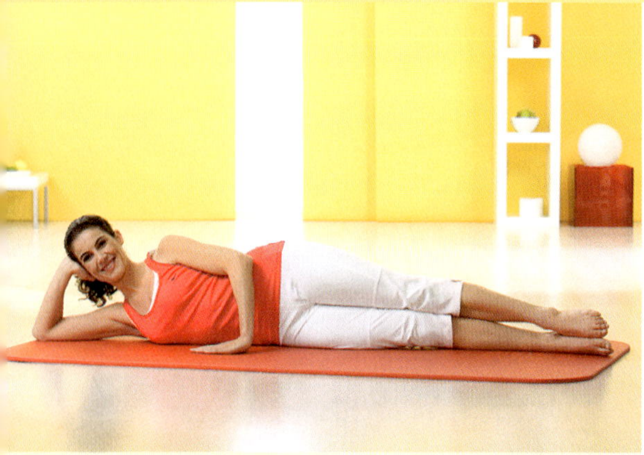

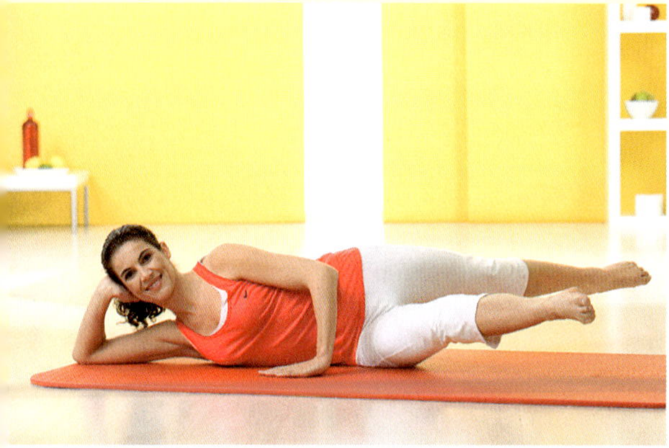

C – Übung 9
Beinschere in Seitenlage (Scissors)

Achtung:

Keinen falschen Ehrgeiz, bitte! Akzeptieren Sie unbedingt Ihr Körperkonzept und erzwingen Sie nichts. Öffnen Sie die Beine nur so weit als möglich. Bei Schmerzen ist die Übung sofort abzubrechen!

Übungsablauf:

1 Legen Sie sich auf die rechte Körperseite wie in der Vorbereitung für die Seitkick-Übungen auf S. 60 beschrieben. Atmen Sie zur Vorbereitung ein.

2 Mit der Ausatmung öffnen Sie Ihre Beine parallel zum Boden in die Schere (rechtes Bein vor, linkes zurück). Mit der nächsten Einatmung bringen Sie Ihre Beine wieder in die Ausgangsposition zurück.

3 Mit der folgenden Ausatmung führen Sie den nächsten Scherenschlag aus (linkes Bein vor, rechtes zurück). Jetzt macht sich der untere Rücken bemerkbar – das soll so sein, keine Sorge! Lassen Sie während der Übung die Füße gestreckt sowie Bein- und Pomuskeln fest angespannt. Achten Sie darauf, die Beine auf Hüfthöhe zu bewegen. Schultern und Nacken bleiben locker, das Becken fixiert.

Wiederholung: 5- bis 10-mal pro Seite.

- **Visualisierung:**
  Sie machen einen Vorderspagat in der Luft.

- **Wirkung:**
  Fordert Ihren Kraftgürtel enorm heraus. Trainiert Bauch, Beine und Po. Kräftigt den unteren Rückenbereich. Dehnt gleichzeitig die Hüftbeugemuskulatur und die Beinrückseiten. Fördert die Balance sowie die Beweglichkeit.

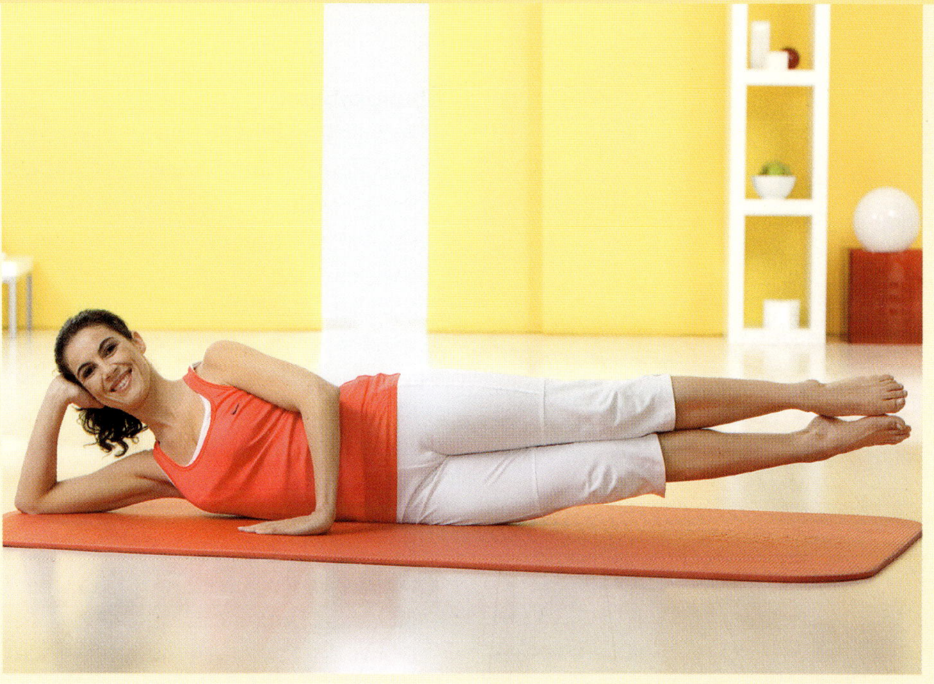

C – Übung 10 Beide Beine heben und senken (Double Leg Lift)

Übungsablauf:

1 Legen Sie sich auf die rechte Körperseite wie in der Vorbereitung für die Seitkick-Übungen auf S. 60 beschrieben. Atmen Sie zur Vorbereitung ein. Ziehen Sie Bauchnabel und Beckenboden mit der Ausatmung spürbar nach innen.

2 Mit der nächsten Einatmung heben Sie beide Beine geschlossen an – jedoch maximal bis auf Hüfthöhe.

3 Atmen Sie aus, pressen Sie Ihre Beine zusammen und senken Sie sie wieder bis kurz über den Boden ab. Die Füße bleiben in der Luft! Seitenwechsel.

Wiederholung: 5- bis 10-mal pro Seite.

- **Visualisierung:**
Ihre Beine werden mühelos von einem Marionettenfaden nach oben gezogen.

- **Wirkung:**
Trainiert die seitliche Bauch- und Rumpfmuskulatur. Fördert die Balance und Beweglichkeit.

Achtung:

Konzentrieren Sie sich auf Ihre Körperspannung von Kopf bis Fuß. Denken Sie an Ihr Taillen-Dreieck!

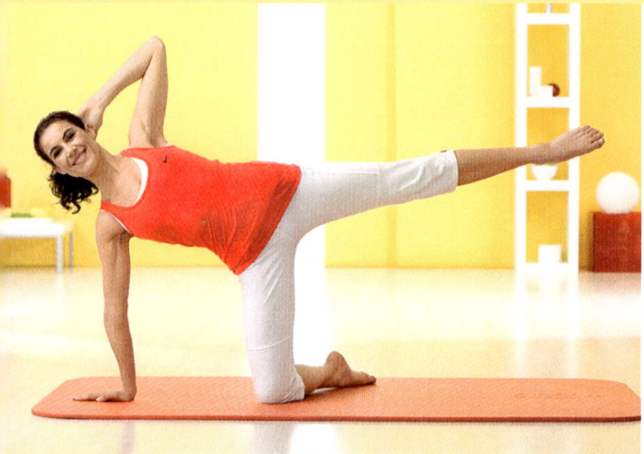

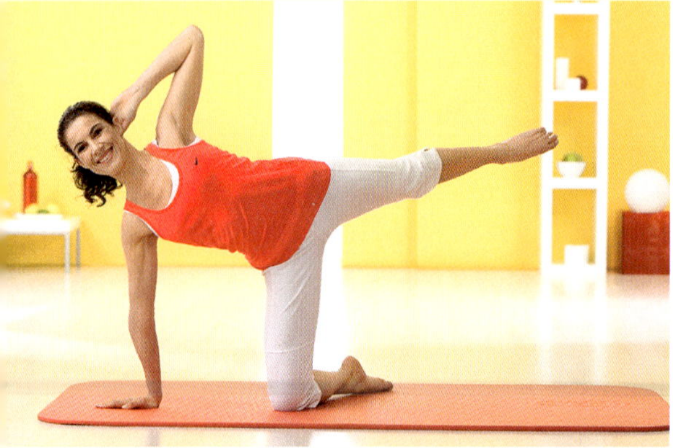

C – Übung 11
Bein im Kniestand vor und zurück kicken (Kneeling Side Kicks)

Achtung:

Beim »Kicken« dürfen Bauch und Rippen nicht rausspringen, der Beckenboden bleibt fest. Verlagern Sie Ihr Gewicht auf die Körpermitte und nicht auf das Handgelenk.

Übungsablauf:

1 Knien Sie sich mit hüftbreit geöffneten Beinen hin. Neigen Sie Ihren Oberkörper zur rechten Seite und stützen Sie sich mit der rechten Hand auf dem Boden ab. Handgelenk und Schulter stehen auf einer Ebene. Die Fingerspitzen zeigen nach außen.

2 Strecken Sie das linke Bein in Oberkörperverlängerung – parallel zum Boden – aus. Standknie und Hüfte sind auf einer Linie. Legen Sie die linke Hand an Ihren Hinterkopf. Der Ellenbogen zeigt nach oben.

3 Mit der Einatmung (2-mal kurz durch die Nase Luft holen) führen Sie das gestreckte Bein auf Hüfthöhe so weit als möglich nach vorn, ohne im Rumpf einzusinken. »Kicken« Sie das Bein 2-mal kurz und schnell nach vorn.

4 Mit der nächsten Ausatmung (1-mal intensiv »f« durch den Mund ausatmen) führen Sie das linke Bein parallel zum Boden nach hinten. Spannen Sie dabei Ihren Po fest an und drücken Sie Ihre Hüfte nach vorn.

5 Kommen Sie in die Ausgangsposition zurück. Seitenwechsel.

Wiederholung: 5- bis 10-mal pro Seite.

Visualisierung:
Sie denken sich lang und schlank!

Wirkung:
Trainiert Bauch, Beine und Po. Kräftigt den Rücken. Fördert die Balance und Beweglichkeit.

Übungsablauf:

1 Setzen Sie sich auf die rechte Körperseite. Winkeln Sie die Beine an und stapeln Sie sie übereinander. Mit der rechten Hand stützen Sie sich ab. Sie ist je nach Körpergröße zwei bis drei Hände breit vom Gesäß entfernt. Die Fingerspitzen zeigen nach außen. Arm und rechte Körperseite bilden nun etwa die Form eines Dreiecks.
Stellen Sie das linke Bein auf. Der rechte Fuß steht »hochkant« (der Fußspann zeigt nach vorn) genau vor dem linken. Beide Beine ergeben jetzt die Form eines Karos.
Legen Sie Ihren linken Arm auf das aufgestellte Bein. Heben Sie Ihr Dekolleté wie eine stolze Meerjungfrau. Aktivieren Sie Bauch- und Beckenbodenmuskeln. Atmen Sie normal weiter.

2 Stützen Sie sich leicht auf den hinteren Standfuß und heben Sie Ihren Oberkörper hoch. Strecken Sie nacheinander beide Beine.

3 Führen Sie den oberen Arm in einem großen Bogen über den Kopf. Ihr Körper formt von den Finger- bis zu den Fußspitzen eine C-Kurve.

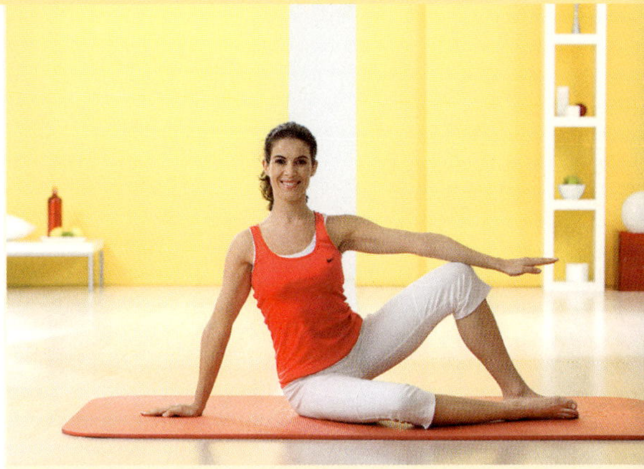

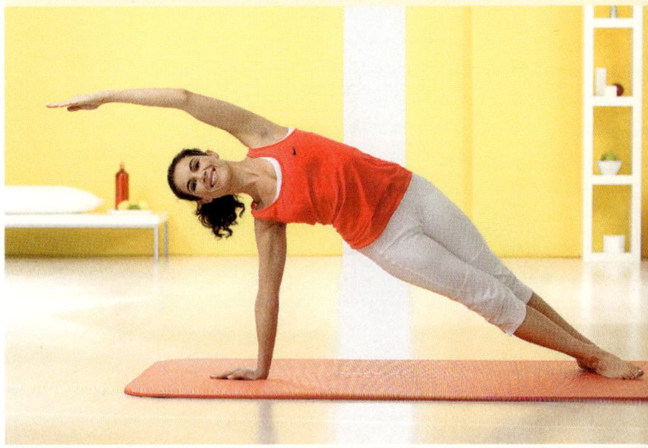

C – Übung 12

Die große Meerjungfrau (The Mermaid)

Achtung:

Berücksichtigen Sie unbedingt Ihr Körperkonzept. Diese Übung zählt mit zu den schwierigsten, sie ist daher sehr intensiv. Nie mit Schwung arbeiten! Nie etwas erzwingen!

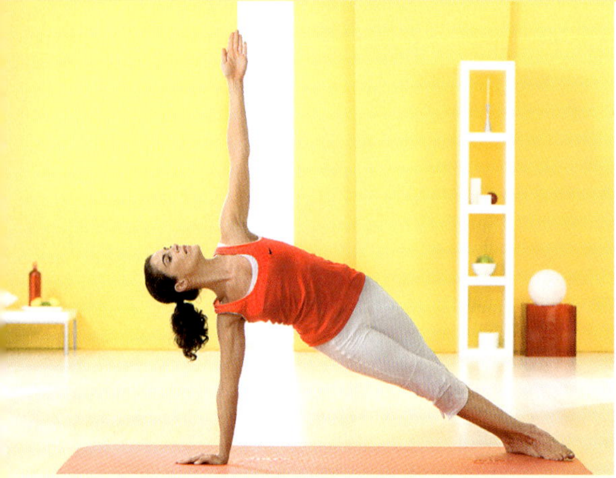

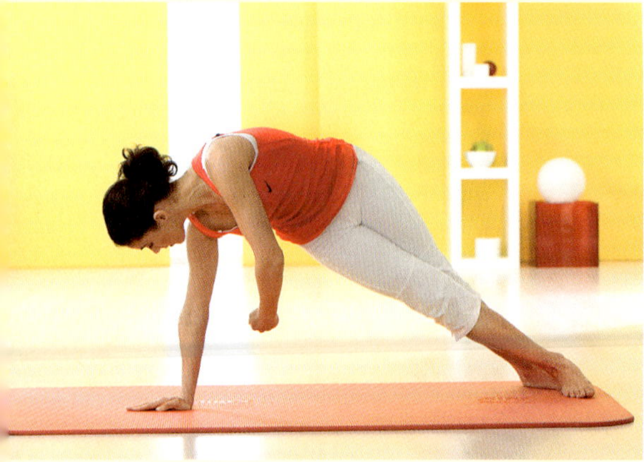

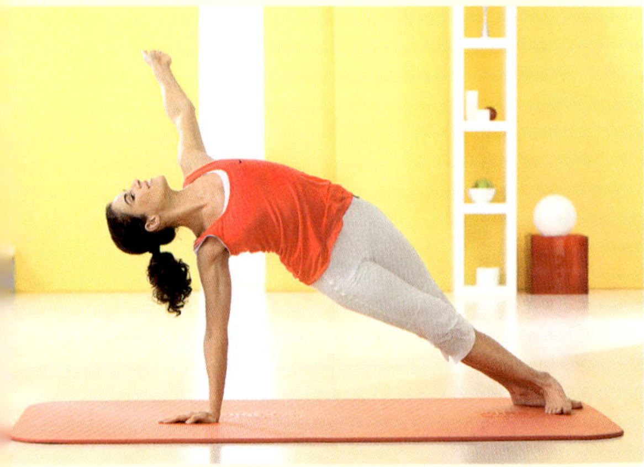

4 Führen Sie Ihren oberen Arm zurück in die Senkrechte: Beide Schulterköpfe stehen auf einer Linie. Bleiben Sie stolz und geöffnet.

5 Tauchen Sie mit dem oberen Arm durch Ihr unteres Arm-Rumpf-Dreieck hindurch.

6 Führen Sie Ihren oberen Arm so weit als möglich nach hinten, um Ihren Brustkorb zu öffnen. Die Augen folgen der Hand.

7 Gehen Sie noch einmal im weiten Bogen in die C-Kurve (siehe Schritt 3). Kehren Sie in die Ausgangsposition zurück. Führen Sie die Übung auf der anderen Seite durch.

Wiederholung: 2- bis 3-mal pro Seite.

- **Visualisierung:**
  Sie bewegen sich stolz und graziös wie »Arielle, die Meerjungfrau«!

- **Wirkung:**
  Macht eine schlanke Taille, dehnt und kräftigt gleichzeitig die seitliche Rumpfmuskulatur. Fördert die Balance, Koordination, Beweglichkeit und Konzentration.

Übungsablauf:

1 Legen Sie die Rolle längs vor sich und grätschen Sie Ihre Beine. Ziehen Sie die Fußspitzen zu sich heran.
2 Ziehen Sie Ihren Oberkörper von der Taille ausgehend nach oben, die Schultern bleiben unten und innen.
3 Halten Sie die Rolle mit beiden Handflächen an den Enden fest und heben Sie sie über den Kopf. Drücken Sie die Rolle mit aktiviertem Powerhouse leicht zusammen.
4 Mit der Einatmung drehen Sie Oberkörper und Kopf zur rechten Seite, ohne dabei das Becken zu verschieben. Mit der Ausatmung kommen Sie zur Mitte zurück. Führen Sie die Übung zur linken Seite hin aus.

Wiederholung: 3- bis 6-mal pro Seite.

- **Visualisierung:**
  Sie richten Ihren Oberkörper spiralförmig nach oben auf.

- **Wirkung:**
  Diese Übung dehnt und kräftigt gleichermaßen die Rücken-, Bauch- und Beinmuskulatur. Zusätzlich strafft sie Arme und Schultern. Der Brustkorb öffnet sich, die Beweglichkeit der Wirbelsäule wird gefördert.

- **Variation:**
  Zur Übungserleichterung lassen Sie die Rolle weg und/oder setzen sich in den Schneidersitz (wenn nötig, legen Sie ein Kissen/die Rolle unter den Po).

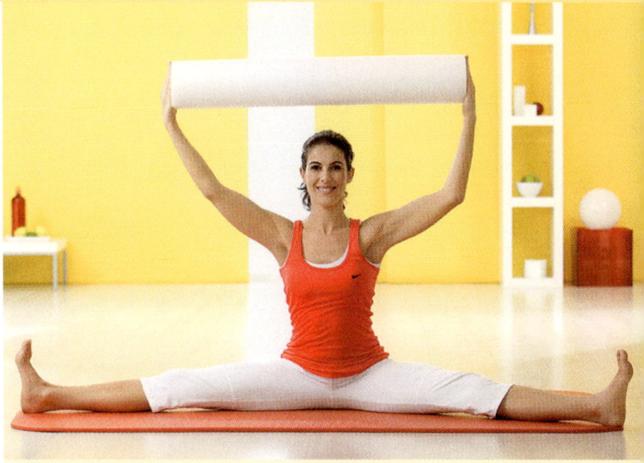

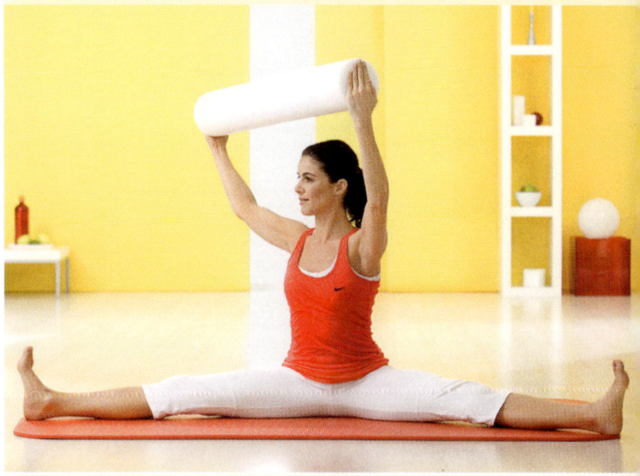

C – Übung 13

Wirbelsäulen-Drehung in der Grätsche (Spine Twist)

Achtung:

Dehnungsgrenze unbedingt akzeptieren! Bei Unwohlsein ist die Übung sofort abzubrechen.

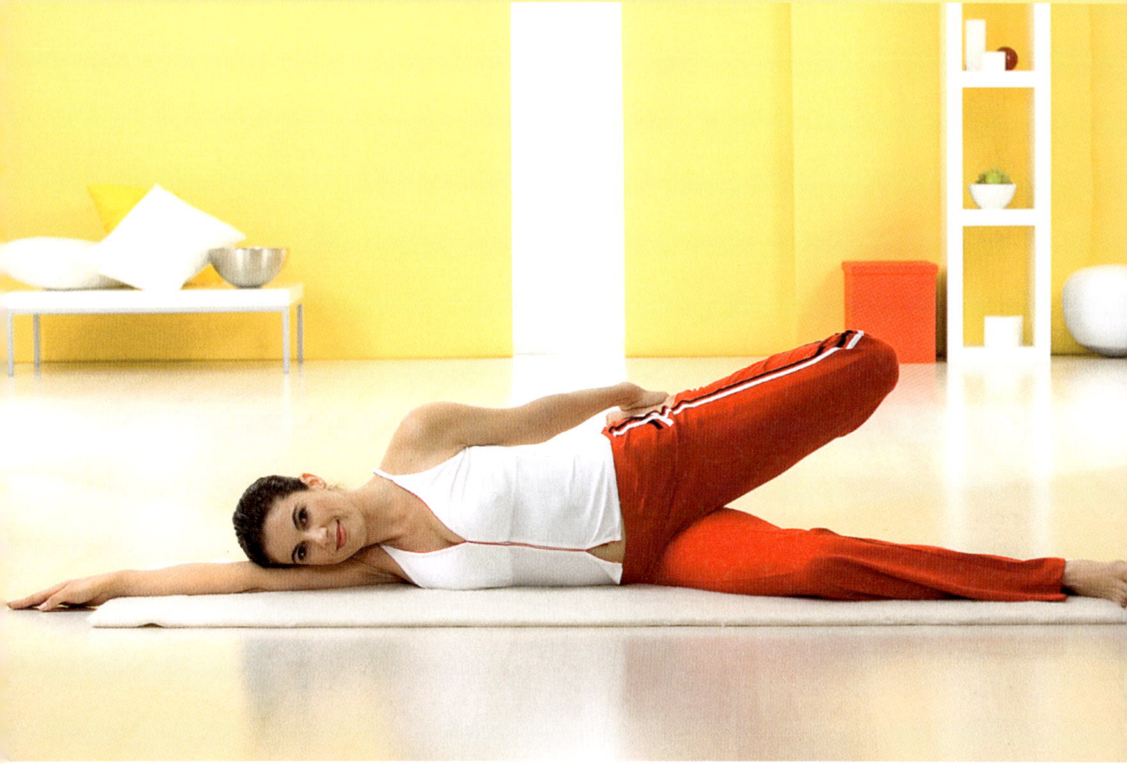

Dehnung und Entspannung

Sie haben hart gearbeitet, jetzt gönnen Sie sich etwas! Bitte nehmen Sie sich immer ca. 10 Minuten Zeit, um Ihr Training mit diesen Dehn- und Entspannungsübungen abzuschließen – Sie beugen damit Muskelkater und Verspannungen vor. Wenn Sie mögen, legen Sie ruhige und leise Musik auf: Lassen Sie einfach die Seele baumeln!

Übungsablauf:

1 Setzen Sie sich aufrecht in den Schneidersitz. Legen Sie sich gegebenenfalls ein Kissen unter den Po, wenn Ihnen dies angenehmer ist. Machen Sie sich lang: Halswirbelsäule strecken, Schultern unten und innen halten, Bauch einziehen.

2 Positionieren Sie die Rolle zwei Hände breit rechts neben sich. Legen Sie Ihre rechte Hand leicht auf die Rolle.

3 Mit der Einatmung heben Sie Ihren linken Arm nach oben und neigen Ihren Oberkörper langsam nach rechts zur Seite, indem Sie die Rolle ein paar Zentimeter von sich entfernen. Gehen Sie nur so weit, dass Sie mit beiden Sitzbeinhöckern vollständigen Bodenkontakt behalten und Ihr Becken in der Mitte bleibt.

4 Mit der Ausatmung rollen Sie in die Ausgangsposition zurück.

Wiederholung: 4- bis 6-mal pro Seite.

■ **Wirkung:**

Formt eine schlanke Taille. Dehnt die seitliche Rumpfmuskulatur und die Zwischen-Rippen-Muskeln. Fördert die Beweglichkeit der Wirbelsäule.

■ **Variation:**

Lassen Sie die Rolle weg!

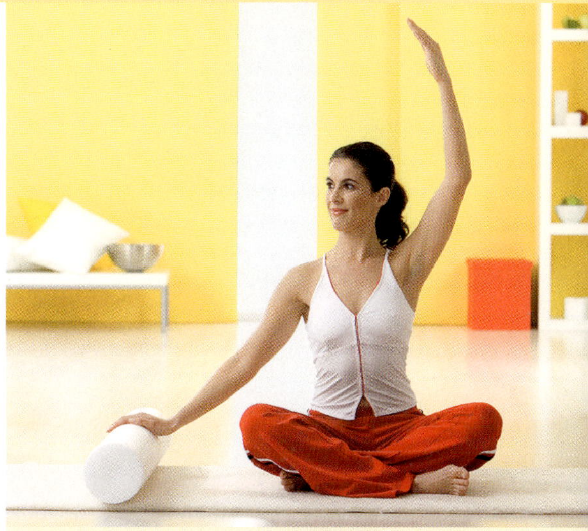

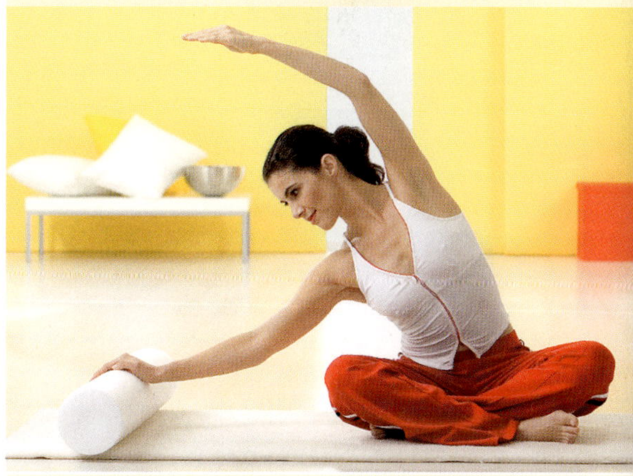

D – Übung 1
Wirbelsäulen-Dehnung (Spine Stretch)

Achtung:

Berücksichtigen Sie Ihre Grenzen! Die Dehnung darf intensiv sein, aber niemals Schmerzen verursachen.

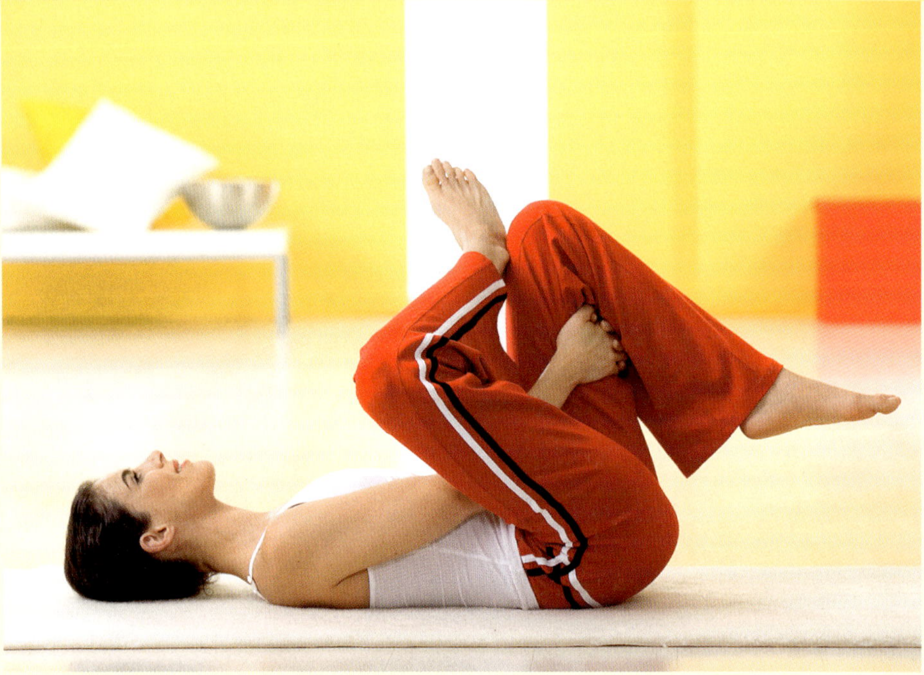

D – Übung 2 Gesäß- & Rückendehnung (Piriformis Stretch)

Übungsablauf:

1 Nehmen Sie die Rückenlage ein. Winkeln Sie Ihre Beine an und stellen Sie beide Füße flach und parallel auf den Boden.

2 Legen Sie den rechten Fuß vorsichtig über Ihren linken Oberschenkel. Greifen Sie mit beiden Händen durch Ihr Bein-Dreieck hindurch. Umfassen Sie den linken Oberschenkel von hinten und ziehen Sie ihn mit der Ausatmung so weit es geht zu sich heran. Halten Sie die Dehnung ca. 30-60 Sekunden.

Wirkung:

Dehnt Po- und untere Rückenmuskulatur. Löst Verspannungen.

Achtung:

Der Hals bleibt lang, die Schultern unten. Legen Sie sich gegebenenfalls ein zusammengerolltes Handtuch unter den Kopf, damit Ihr Hals nicht nach hinten abknickt.

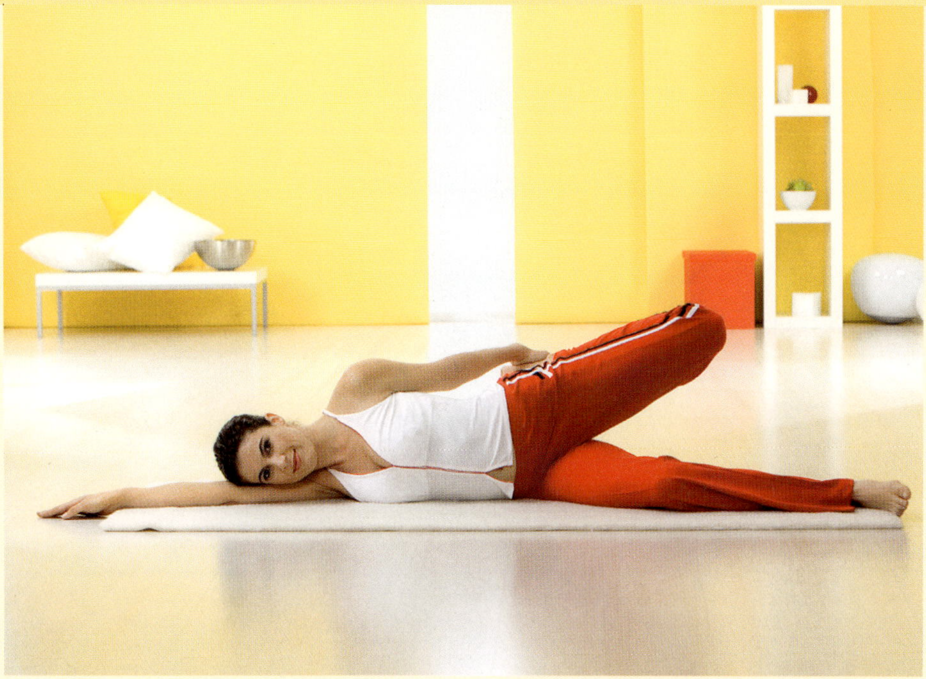

D – Übung 3 Oberschenkeldehnung in Seitenlage (Quad Stretch)

Übungsablauf:

1 Legen Sie sich auf die rechte Körperseite. Beugen Sie die Beine in einem 90°-Winkel. Strecken Sie Ihren rechten Arm auf einer Linie mit Ihrem Oberkörper aus. Legen Sie Ihren Kopf entspannt auf dem Oberarm ab.

2 Umfassen Sie das obere Fußgelenk und ziehen Sie Ihre Ferse in Richtung Gesäß. Der Oberschenkel sollte auf einer Linie mit Ihrem Oberkörper stehen. Halten Sie die Dehnung ca. 30 bis 60 Sekunden. Seitenwechsel.

- **Wirkung:**

Dehnt Hüftbeuge- und Oberschenkelmuskulatur.

Achtung:

Aktivieren Sie Ihr Powerhouse und halten Sie Ihr Becken stabil, um ein Hohlkreuz zu vermeiden. Nacken und Schultern bleiben ganz entspannt. Dehnungsgrenze akzeptieren!

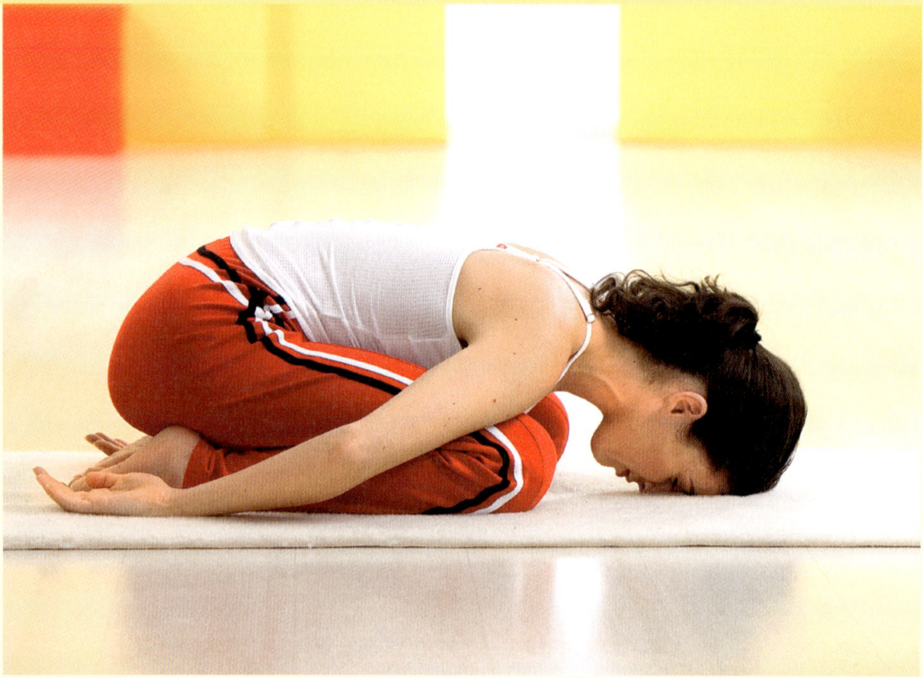

D – Übung 4 Päckchen (Rest Position)

Übungsablauf:

1 Setzen Sie sich auf beide Knie. Legen Sie Oberkörper und Stirn auf die Matte. Öffnen Sie Ihre Beine schulterbreit damit der Bauch Platz hat. Die Arme ruhen neben dem Körper.

2 Bleiben Sie ca. 30 bis 60 Sekunden in dieser Entspannungshaltung.

Wirkung:

Dehnt die Rückenmuskulatur. Entspannt den ganzen Körper.

Variation:

Zur Übungserleichterung legen Sie sich die Rolle in Ihre Kniekehlen.

Achtung:

Finden Sie die für Sie bequeme Fußposition – legen Sie sich gegebenenfalls ein zusammengerolltes Handtuch unter die Stirn. Atmen Sie ruhig und genießen Sie!

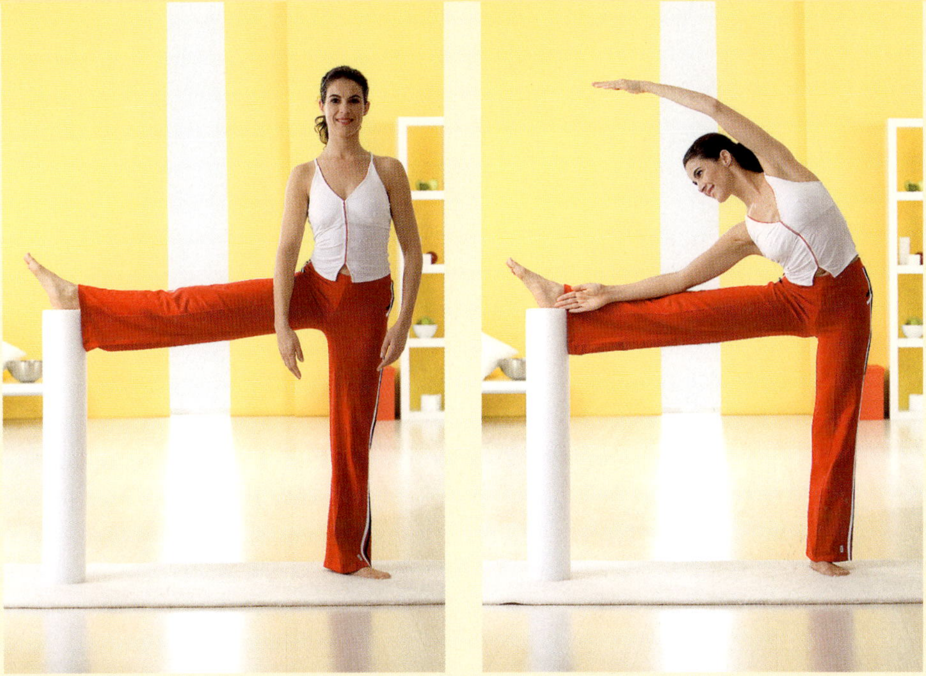

D – Übung 5 Bein- & Rückendehnung (Leg & Spine Stretch)

Übungsablauf:

1 Sie stehen aufrecht. Die Rolle befindet sich hochkant etwa eine Beinlänge entfernt neben Ihnen. Legen Sie Ihren rechten Fuß auf die Rolle (wahlweise: Tischkante), das Bein ist gestreckt. Strecken Sie beide Arme nach unten hin aus. Mit der Einatmung bereiten Sie sich auf die Übung vor.

2 Mit der Ausatmung ziehen Sie Ihren Nabel nach innen und führen Ihren linken Arm nach oben und Ihren rechten zur Seite auf das ausgestreckte Bein. Beugen Sie Ihren Oberkörper in Form einer C-Kurve in Richtung Knie zur Seite. Der Blick folgt dem ausgestreckten Arm. Bleiben Sie einen Moment in dieser Position. Mit der Einatmung kehren Sie in die Ausgangsposition zurück.

Wiederholung: 2- bis 4-mal pro Seite.

■ **Wirkung:**

Dehnt Beinrückseiten, Rücken- und Nackenmuskulatur. Fördert die Balance und Beweglichkeit sowie die Konzentration.

zum Nachschlagen

Hier finden Sie Bücher und Adressen für weitere Informationen zum Thema.

Literatur

Ahonen, J. et al.: *Sportmedizin und Trainingslehre.* Schattauer, New York 1994

Engelhardt, M. / Freiwald, J.: *Neuromuskuläre Dysbalancen in Medizin und Sport,* in: Deutsche Zeitschrift für Sportmedizin, 47, 1996, S. 99-106

Gehrke, T.: *Sportanatomie.* Rowohlt Taschenbuch Verlag, Reinbek 1999

Goertzen, M.: *Klassisches Ballett,* in: GOTS – MANUAL, S. 351-353. Hans Huber Verlag, Bern 1997

Grabbe, D.: *Pilates für Einsteiger.* Knaur Ratgeber Verlage, München 2005

Marée, H. de: *Sportphysiologie,* 8. Aufl. Strauß-Edition Sport, Köln 1994

Mentrup, J.: *APRO PO.* Mentrup, J. / Pavlović, T. (Hrsg.). ToBoCo GbR, Hamburg 2005

Pilates, J. H. / Miller, W. J.: *Return to life through contrology.* Presentation Dynamics Inc., NV USA 1998

Rauber, A. / Kopsch, F.: *Anatomie des Menschen. Bewegungsapparat.* Tillmann, B. / Töndury, G. (Hrsg.). Thieme Verlag, Stuttgart 1998

Weineck, J.: *Sportanatomie,* 9. Aufl. Perimed-spitta Med. Verlagsgesellschaft, Balingen 1994

Kontaktadresse der Autorin:

Jessica Mentrup
Lohbekstieg 32g
D–22529 Hamburg

Homepage: www.jessicamentrup.de
Hier erhalten Sie weitere Informationen zu den Themen Körperkult und Lifestyle.

Register

Impressum

Bitte besuchen Sie uns auch

im **Internet** unter der Adresse:

www.trias-gesundheit.de

Danksagung

Herzlichen Dank an meine lieben Eltern und an alle, die mich während dieser Zeit unterstützt haben! Mein ganz besonderer Dank gilt meinem Freund Tomo, der unzählige Male auf die neben meinem Schreibtisch ausgebreitete Matte musste, damit ich die Übungsbeschreibungen Schritt für Schritt aufschreiben konnte.

Wichtiger Hinweis

Die im Buch veröffentlichten Ratschläge wurden von Verfasserin und Verlag mit größter Sorgfalt erarbeitet und geprüft. Eine Garantie kann jedoch nicht übernommen werden. Ebenso ist eine Haftung der Verfasserin bzw. des Verlags und seiner Beauftragten für Personen-, Sach- oder Vermögensschäden ausgeschlossen.

Bibliografische Information Der Deutschen Bibliothek

Die Deutsche Bibliothek verzeichnet diese Publikation in der Deutschen Nationalbibliografie; detaillierte bibliografische Daten sind im Internet über http://dnb.ddb.de abrufbar.

2. unveränderte Auflage

Bildnachweis

Umschlagfoto: Silvia Lammertz, München
Fotos: Silvia Lammertz, München
Model: Jessica Mentrup
Autorenfoto: tomovision® – Toma Pavlović

Wir bedanken uns bei den folgenden Firmen: Ikea, Eching, für die kostenlose Bereitstellung der Requisiten unserer Fotoproduktion sowie Burckhardt PR Agentur für Sportkommunikation/ USA PRO, Fitness- und Lifestyletextilien von Frauen für Frauen; Dancin'Ballett und Mode Vertriebsgesellschaft m.b.H./casall; Teneast pr/Venice Beach und Schaffelhuber Pro Shop in der Sportscheck Allwetteranlage für die zur Verfügung gestellte Sportkleidung.

Projektleitung: Franz Leipold; Katharina Harlfinger
Redaktion: Katharina Harlfinger
Bildredaktion: Sylvie Busche (Ltg.); Markus Röleke
Herstellung: Veronika Preisler
Layoutkonzeption: Dorothee Griesbeck, Die Buchmacher, München
Satz und DTP: Gaby Herbrecht, Mindelheim
Reproduktion: Repro Ludwig, Zell am See
Druck und Bindung: AZ Druck und Datentechnik GmbH, Kempten

Printed in Germany

ISBN 978-3-8304-6936-0

Auch erhältlich als E-Book:
eISBN (PDF) 978-3-8304-6937-7
eISBN (ePub) 978-3-8304-6938-4

5 4 3 2 1